スピリチュアルケアを学ぶ 6

スピリチュアルケアの心

いのちを育む力・委ねる力

窪寺俊之 編著

聖学院大学出版会

はじめに

本書は、聖学院大学総合研究所でなされている研究をまとめた「スピリチュアルケアを学ぶ」シリーズの第六冊である。ここまで巻を重ねてくることができたのは、ご協力をいただいた多くの方々のご奉仕の賜物である。今回も、ケアの現場における貴重な経験に基づく講演と、現場を踏まえつつなされた理論的作業が本書を飾っていて、その豊かな内容に感銘を受ける。今回ご奉仕くださった講師の先生方に、またこの学びを牽引してくださっている窪寺俊之研究代表に心から感謝申し上げたい。

スピリチュアルケアが、人間に「スピリチュアリティ」なる次元があることを前提にしていることは言うまでもない。この次元の存在が、人間を構成する重要な局面として認識されるようになってすでに相当の年月が経つ。この間、スピリチュアリティとは何かについて、さまざまなかたちで、あるいは特殊分野において、あるいは学際的に、多くの議論が交わされ、検討されてきた。その過程で、いくつかの定義が提案され、それについて緩やかな一致も見られつつあるようにも見える。それにもかかわらず、その作業は、なお継続されており、また継続されるべきだと言ってもよいであろう。
筆者は、スピリチュアリティについての議論がなされるようになってから、キリスト教神学の立場でこれをどう考えるべきかについて、なにほどか思いをめぐらしてきた。しかし、まだ結論らしきものさえ見いだしえていないのが実情であるが、次のような点は考察に値するかと思う。

二十世紀アメリカを代表する神学者ラインホールド・ニーバー（**Reinhold Niebuhr, 1892-1971**）は、アメリカを独特な視点から論じた『アメリカ史のアイロニー』（一九五二年）に次のような文章を残した。

ほとんど共通するところを持たない敵との闘争の中でさえ、ある意味次元に生きる可能性と必然性がある……その意味次元とは、戦争の切迫感が、歴史のドラマの巨大さの前で感じる《畏れの感覚》に、またそれが歴史の諸問題の解決のために用いられる徳や知恵や力についてあまり誇らない《謙遜の感覚》に、あるいは敵の悪魔性とわれわれの虚栄心との両方の根底にある共通の人間的脆さと弱さとを認める《悔い改めの感覚》に、そして自らへりくだる者たちに約束された《感謝の感覚》に従属せしめられるような意味次元……である。

これが書かれたのは、世界が二つに分断され、社会主義陣営と自由主義陣営の間に生じた東西冷戦がその厳しさを増しつつある時である。キューバ危機が起こるのはもう少し先のことではあるが、それでも、核兵器による戦争の危険が徐々に現実味を帯び、世界を震《しん》撼《かん》させつつある時であった。

この文章で注目すべきは、ニーバーが、戦争の危機回避の可能性を、通常の政治的次元とはきわめて異なる局面と結び付けたことである。畏れ、謙虚、悔い改め、感謝といった感覚であり、他方で、傲慢《ごうまん》や虚栄心である。なぜ、ニーバーは、世界の危機を論じながら、こうした一見個人的な宗教的道徳的次元と見える面に注目したのだろうか。

われわれが畏れや謙虚などの感覚をいだく時、われわれの目は自分自身から離れてその対象に向けられる。そこでは、自分自身は、われわれの視界から消える。他方、傲慢や虚栄にとらわれる時、われわれの目は自分自身に引き付けられている。そこにいるのは、ひたすら自身に集中し、それに固執する自分である。

つまり、傲慢や虚栄が滅びをもたらし、畏れや謙虚といった感覚が危機回避への可能性のきっかけとなるということは、ほかならぬ《自己中心》が滅びを招き、自己から離れることが危機を回避させるということである。ニーバーにとって、自己中心こそが、人間の根源的問題なのである。

その場合、自己を中心に据えず、自己に固執せず、自己から離れるという態度は、さらにどのようなことを意味するのだろうか。それは、《自分を外から見る》ということにほかならない。自分がそこに巻き込まれている歴史の渦中から抜け出て、歴史を《外から》見ることである。ニーバーは、この自己の機能に政治的な意味を見た。もちろんそれは政治的な意味だけではない。それは、ニーバーにとって、人間自己のあり方に深くかかわる根源的次元である。

ニーバーは、人間の「自己」(self)を二面でとらえた。一つは、人間が、自然の必然性に従属して生きる有限な存在であるという面である。この面を、ニーバーは、natureと呼んだ。二つは、自然、生命、自己自身、理性、世界などを超え、その外側に立つ面である。この面を、ニーバーは、spiritと表現した。人間は、natureとspiritを併せ持つ存在であり、その逆説的合流点に立つ存在なのである。しかし、この二面は、いわゆる心身二元論的人間論における二面ではない。spiritは、精神や理性のことではないからである。それらをも超えるのが、spiritなのである。

ニーバーは、このspiritを、端的に「自己超越的自己」と呼び、また「根源的自由」と定義した。自己を超えて、自己の《外に》立ち、自己を《外から》見ることができる「自由」である。ニーバーは、人間のこの局面を、「神の像」(imago Dei)の象徴に相当すると考えた。しかしそれは、「創造の可能性と破壊の可能性」の両面を含むものである。

このspiritを日本語に訳すのは至難である。ふつうであれば、「精神」であろう(実際そうしている訳者もいる）が、二元論的誤解を受けやすい。そこで、それ避けるために、ある人は、「霊」をその訳語に当てた。また、「精神（＝霊）」と、苦慮された跡が感じられる表現を用いた人もいる。

さて、筆者にとっての課題は、ニーバーにおけるこのspiritの次元を仮に「霊」と呼ぶなら、それが、スピリチュアリティの概念とどのような関係にあるか、である。スピリチュアリティが、ニーバーの言う、自己超越的自己であり、根源的な自由として、自己の《外から》自分を見る次元であると考えられるなら、そこにはかなりの関係が認められそうである。

しかし、ニーバーにとって、この次元は、あくまでもspritであって、spiritualityではない。「霊」であって、霊性ではない。spiritは、人間の単なる静的な性格や性質、あるいはその一部ではないからである。それは、自己の《外に》立つ、動的な自己自身なのである。

そうだとすると、このニーバーの人間論が、スピリチュアリティの概念にどのように関連するのか、関連しないのか、単純に考えることはできないであろう。まして、その自己が、「創造の可能性と破壊の可能性」の両面を抱えているとなると、事態はさらに複雑になる。

とはいえ、このニーバーによる自己の分析が、スピリチュアリティをめぐる議論に何らかの示唆を与える可能性はあるのではないかと思われる。少なくとも、もう少し検討を続ける必要がありそうである。本書を含め、今後も、さらなる研究に学びたいと思う。

聖学院大学総合研究所所長
髙橋　義文

目次

がん医療の現場から見た心の問題——大西　秀樹　109

第Ⅱ部

第Ⅰ部

いのちを育むホスピスケア
――死にゆく人に生かされて

細井　順

はじめに

皆様、こんにちは。ヴォーリズ記念病院の細井です。今日はスピリチュアルケア研究講演会ということで、一臨床医としてどのような話をすればいいかと考えました。今、ホスピスは日本中に二五〇ぐらいありますが、たった一つ我々のホスピスにしかないことがありましたので、そのことをもとにお話をしたいと思います。

そのたった一つしかないことは何かというと、映画をつくったということです。「いのちがいちばん輝く日――あるホスピス病棟の40日」という映画です。映画のチラシをここに持ってきました。このような映画をつくったのは、二五〇あるホスピスでも初めてです。この映画を見ていただいた方も中にはいらっしゃるかなと思いますけれども、この映画の背景になっているホスピスのかかわり方、考え方、思想、そういったものをお話しさせていただければいいのではないか、これしか話すことはないと思ってやってまいりました。

レジュメにありますように、私が勤めているのは「ヴォーリズ記念病院ホスピス（いのち科）」です。平仮名で「いのち科」です。「いのち科」のある病院は我々のところ以外にはどこにもありません。私は、ホスピスはいのち科だと思っています。

私も還暦をちょっと超えまして、最近、同窓会が増えてきました。私が医者をやっていると言うと、何科の医者かと尋ねられます。そのときに緩和ケアとかホスピスと返事をすると、「それは大変な仕事や」と言われて、眉を寄せて、話がその後続かないわけです。「最後はお世話になるわな」ということぐらいで、ホスピスと言った途端にイメージが悪くなってしまう。けれども、「いのち科」と言ったときには「何それ」と返ってきます。説明しないといけなくなりますが、説明すると、「ああ、それはいい仕事や」とにこっとしてくれます。

ホスピスとか緩和ケアというと、皆様もそういうイメージをお持ちかと思うのですが、あそこへ行ったら終わり、それで途切れてしまう、最後の最後というイメージしかないような受け取られ方をします。そうではなくて、本当は「いのち」が見つかるところなのだというところを積極的に強調したい、そのほうがみんなに希望を与えると思っています。それで、最近はこういう講演の機会があると、必ずホスピスの後ろに括弧して「いのち科」と書くようにしています。この映画の中でも、「いのち」

というのは希望にもなっています。今日は、生きること、あるいは死ぬこと、そういったことも含めた「いのち」の話をさせてもらいたいと思います。

私のがん体験

最初に私のがん体験からお話ししたいと思います。

二〇〇四年二月の第一土曜日にスキーに出かけました。帰ってきてトイレに行くと、どす黒い血尿が見られたのです。かつて一九九七年にも、炎天下に三〇キロメートル走った後に血尿の経験があったので、今回も運動のやりすぎかと判断しました。

炎天下で三〇キロメートル走ったときは、ホノルルマラソンに出ようと思って、大阪の茨木に住んでいましたから、一周六キロある万博外周道路を五周したのです。七月だったか、八月だったか忘れましたけれども、炎天下に走りました。そのときに血尿が出たのです。このときはさすがに慌てまして、泌尿器科に行って尿の検査をして、がん細胞はあるかないかという細胞診の検査も受けました。このときは何ともなくて、「そんなアホなことするからや」と言われて事なきを得ました。二度目の血尿が、極寒の中での日帰りスキーの後でした。炎天下に三〇キロ走った後にもあったから、寒い中に一日中スキーをやったらこういうこともあるのではなかろうかと思って、様子を見ることにしました。

一度目の一九九七年のときの血尿はその日だけで終わりました。それ以降はすぐおさまって問題なかったのですが、二度目のときはだらだらと続きました。もう止まったかなと思うと、また同じように汚い血が出る。そういうことが二週間、三週間と続くと、これでも医者の端くれですから、これは運動のしすぎとかそういう程度のものではないなと思いました。

運動のしすぎでなければ何か。一番最初に考えたのはがんでした。痛みのない血が出たらがんを疑えというのは医者が最初に習うことですから、がんだろうと考えました。血尿ですから尿路系のがんを疑いました。次に、血尿が出るほどのがんであればもう慌てても仕方がないかな、早期がんで、早く見つけて早く手当てをすれば治るというものではなかろう、とすぐ思いました。

外科医の経験とか、このときはホスピスに行って八年目でしたので、ホスピス医の経験からして、がんになっても決してそれで終わりではないとわかっていました。がんになればホスピスに入院できて、多くの人に優しくされて、安らかに天国へ参らせてもらえると思いました。血尿だとなれば、外科医の経験からすると、やれ拡大手術だ、その後抗がん剤だ、放射線だ何だかんだとやられ、そのほうがむしろ体が弱ってしまうのではないかと感じていました。ですから、慌てても仕方がないと経過を見たのです。

一月半様子を見ていますと、おしっこがまともに出なくなりました。濃い血尿が出ますから、血が固まって尿道の中で詰まる。そうすると、おしっこが思うように出ない。出ないと、ぞくぞくっと寒気が頭の上に突き抜けるような、そういうひどい症状に見舞われるようになりました。そこまで行ってしまうと普通に生活もできない、普通にホスピス医の仕事もできないので、患者さんのケアどころではなくなってしまいました。それでやむを得ず腹部ＣＴを撮りました。そこに写っていたのは、右の腎臓の上のほうに八センチメートルの大きさの腫瘍性病変で、これは手術で取り除かなければならないということになりました。

ＣＴを撮った日にＣＴのフィルムを持って家に帰って、家族に、「これ、がんやから、手術せなあかんようになった」と伝えました。そのときに家内が最初に言ったことは、「お葬式はどうするの」。（笑）血尿があるということはちょっとずつ伝えていたのです。まったく家内に黙っていたわけではなくて、血尿が出ているという話はしていました。そういうこともあったのでしょうが、「手術するよ」と言ったら、「お葬式はどうするの」と来たので、ほっとしたというか、がっかりしたというか、よくできた妻だなと感心したところもありました。その当時、大学生やら高校生の子供がいたのですが、誰も深刻に考えてくれることなく、家族の受け入れはよかったです。（笑）

その手術ですが、二〇〇四年四月一四日に京都府立医科大学附属病院で開腹による右腎摘出手術を受けました。淀川キリスト教病院に勤めていたときの泌尿器科の先生に電話して、「こういう状況で手術をせなあかんのやけど、どうしたらいいやろう」と相談したら、府立医大泌尿器科の教授が高校の先輩だから紹介すると言ってくれて、府立医大で手術することになりました。人の縁というのはわかりませんね。同僚の泌尿器科医の先輩の先生のところで手術を受けました。

患者の気持ち

手術前には、「患者の気持ち～インフォームドコンセントのために～」と題した一文を受け持ち医と看護師に渡しました。

手術の前に医者からいろいろ説明を受けました。でも、それがわかりにくいんですよ。一応私も医者で外科医をしていましたから、相当わかるはずだと思って聞きました。けれども、医者の話が何を言っているのかさっぱりわからない。結局最後に、手術は何があるかわからないから、そのときには善処します、最大限努力をします、と言われて、同意書にサインをしてくださいというかたちでした。ですから、普通の患者さんの場合には、手術を受けようと思えば、おそらく説明が十分にわからなくてもサインをさせられてしまうのですね。

本当は私自身にも、もっと言いたいことがあるわけです。これから手術を受けるけれども、自分はこういう気持ちなんだということをやはり話しておきたかった。それこそ手術というのはどうなるかわからないし、麻酔の後遺症も含めて、ひょっとしたらこのまま帰らぬ人になる可能性もあります。だから、何とかそうならないようにしたかったし、患者というのはこんな気持ちでいるということを一言伝えてから手術してもらわないと悔いを残すなと思いました。それで、「患者の気持ち」ということで書きました。

「患者の気持ち」だけではなかなか受け取ってもらえないと思ったので、「インフォームドコンセントのために」と、わざわざ難しい医学用語を付け加えました。「患者の気持ち」だけでは、ちらっと見て、ほったらかしにされる可能性もある。けれども、「インフォームドコンセント」は二一世紀の医療のキーワードですからね。この文字が書いてあれば多分先生たちも見るだろう、と考えました。インフォームドコンセントは「説明と同意」と訳されますが、本来の意味は、患者さんが医者に手術の許可を与えるということです。患者さんが同意書をよく読んで、疑問な点をすべてないようにして、「はい。それじゃ、そのようにお願いします」と、そういう同意書を出すものです。でも実際はそれとは逆で、医者からのひととおりの説明の後に、はい、サインを下さいという感じになってしまいましたから、ちょっとそれでは困るなと思ったので、「患者の気持ち」という一文を渡しました。

そこにどんなことを書いたかというと、「私はこの手術に命をかけていない」と最初に書きました。血尿が出てから一月半も、これ、何やろう、がんじゃなかろうかなと思いながら過ごしていました。具合が悪くなって手おくれになったら、ホスピスに行けばいいやと思っていました。そういう心境でしたから、一月半たってがんが見つかって、さあ、これから手術といったときに、今さら命乞いをしてもどうなるのか、この手術がうまくいったら新たな命をもらえる、この手術がうまくいかなければ自分の命はないというような人任せの命ではなくて、自分の命、生命だから自分で責任を持つというつもりがありました。ですから、とにかくこの手術に命はかけていない。今困っていることは血尿が出てまともに仕事もできないことだから、最低限仕事ができるようにしてくれたら、それでいいということを書きました。

そんなことをいきなり言われたら、外科医は頭にきますね。私が外科医のときの経験でも、外科医というのはとにかく、よそではだめだった手術でも、自分が手術をやったから命が助かった、よそでは治らなかった病気も自分が治す、そういう気概を持って手術をやっています。特に大学病院なんかはそうですね。普通の市中病院ではやれないような大きな手術や危険性の高い手術をやって、元どおりにすることが使命といいますか、生きがいを持ってやっています。ですから、いきなり命をかけていないと言われたら、相当頭にくるだろうなと思いました。それでも、表現にも十分注意して、これだけは言わないといけないと思ったことを書きました。

私がホスピス医になって、がんになった。おそらく私でないとこういうことは言えないだろうなという気持ちもありました。ホスピスを知らない医者であれば、限られた時をホスピスで過ごすことの意味をあらわすことはできない。多分私でないと言えないことだろうなと思いましたので、手術に命をかけていないということを主に書きました。

加えて、もし自分がこれで終わりになったとしても、そのことは家族にはよく説明してやってほしい、十分によくわかる家族だから、意識不明になったり、手術を契機にしてガタッと思わぬ方向に行った場合は、最後までの経過を家族には何回も話をしてやってほしいということも書きました。

その手術の体験を『死をおそれないで生きる――がんになったホスピス医の人生論ノート』（いのちのことば社フォレストブックス、二〇〇七年）という本に書きました。この「患者の気持ち」をそっくりそのまま載せました。発刊後、別の外科医に見せたところ、完璧だとその先生は言っていました。自分の今の状態と、これから先のことも含めて手術に臨むということを自分で書いてもらえたら、手術がやりやすいと言われました。医療の現場でのコミュニケーションはとても大切なので、治療を受ける前には、医師に対してこんなことを言ったら失礼かなと思わずに、今の自分の気持ちみたいなものを書いて渡すなりしたら、お医者さんもそれを参考にして治療の選択を考えられるだろうなと後から思いました。

こんなことを書いてむちゃくちゃされたらかなわんなという思いもどこかにありましたから、渡すときはとてもびくびくしました。「余計なことはせんと、最小限の小さな手術でいいから」と言って手術を受けました。

手術で切除した腫瘍は、clear cell carcinoma, 9cm, G2, v1, stage II でした。取ったものを顕微鏡で見て、がん細胞の性格、性質、進みぐあいを示す記号みたいなものですが、ステージIIですから、第二期のがんでした。

術後二週間で退院し、それ以降、抗がん治療は何も行いませんでした。もともと命をかけているわけではなかったので、手術の後も何もせずに、再発したらそのときまた考えようかということで、京都府立医大の先生と相談しながらやっています。抗がん剤も何もやっていません。民間療法とか、がんにいいというものも何もやっていません。家内がつくってくれるご飯を食べているだけです。

術後丸八年たった二〇一二年四月の時点では、検査で転移は確認されませんでした。何ともありませんでした。それから一年半検査を受けていません。今はどうなっているかわかりません。

がんが教えてくれたこと

次に、「がんが教えてくれたこと」を少しお話ししてみたいと思います。図1は、がんを経験してまとめたことです。

1．誰でもがんになるということ

ホスピスが職場でしたし、二人に一人ががんになる時代ですから、自分もいつかはがんになるだろうなという気はどこかでありました。けれど、いきなりでした。いつかはなるかな、がんになるかもしれないなと思っていても、これはがんだと画像診断でわかったときには、やはりそれなりに驚きはあります。人間というのはそんなものなんですかね。自分にとってはのっぴきならないことが起こりそうだ、起こるかもしれないと思っていても、「ああ、やっぱり」とすぐ素直に受け入れることはなかなか難しくて、「突然やな、いきなりやな」と思いました。驚きでした。あらためて、自分でもがんになるかと思ったことも事実です。ホノルルマラソンに行ったり、体力には自信がありましたから。それは何も関係ないですね。誰でもがんになるのです。

2．死を意識したときから本当の人生が始まる

これは、『死ぬ瞬間』という本で有名なキューブラー・ロスの別の本に書いてあったことです。診

がんが教えてくれたこと

1. 誰でもがんになるということ
2. 死を意識したときから本当の人生が始まる
3. 医療者の一言の重さ、ありがたさ
4. ひとりでは生きられないこと
5. 誰とでもお互いさまと思えること
6. 生かされて生きる人生
7. 病気は悪性でも我が人生には良性

図1

断を受けて、妻にレントゲンを持って帰る道すがら、車を運転しながら思い出したのが、「死を意識したときから本当の人生が始まる」という言葉でした。そのときに、闘病記を書こうと思いました。そのときまでにいろいろな闘病記を読みましたが、ホスピス医の書いた闘病記はなかったので、これは自分にしか書けないだろうと思って、闘病記を書くことにしました。その本が、先ほど紹介した『死をおそれないで生きる——がんになったホスピス医の人生論ノート』です。

3．医療者の一言の重さ、ありがたさ

医者の言葉というのはこんなに重いものかというのは、患者にならないと気がつきませんでした。医者の一言は、神の言葉とは言いませんが、少なくとも横並びの言葉ではない、自分の将来が左右されるような大きな言葉なのだと思いました。看護師さんの優しく励ましてくれる言葉は、どんなつらいときでも、よし、頑張ろうという気

を起こさせてくれました。だから、とてもありがたかった。

4．ひとりでは生きられないこと

そういう周りの人たちの一言一言に支えられるのだなと思いました。手術が終わった後にお腹が痛くて痛くて仕方がなくて、自分では何もできないときに、いくら優しい看護師さんでも、すぐにナースコールを押して、あれしてとか、これしてとか頼めませんでした。ちょっと水をとってほしいとか、ちょっとあれをとってほしいというのは、家族の人がそばにいてこそ初めて言えるわけです。自分が動けないときには本当に何もできない、ひとりでは生きられないなと思いました。

ホスピスで仕事をしていると、患者さんは何かしてほしいということもあるだろうけれども、そばに誰かにいてほしいのだということをよく感じます。そういったことも含めて、自分で身動きがとれないときには、誰かがそばにいなくてはいけない。元気なときには、コンビニに行って一人で物を買ったり、何やかんやとインターネットで物も買えるし、別に人がいなくても、何でもかんでも自分でできそうな気がしますが、弱ってしまうと、ひとりでは生きられないということを思い知らされました。

5．誰とでもお互いさまと思えること

先ほども言いましたように、人はひとりでは生きられないなと感じながらホスピス医をしていまし

た。その中で、患者さんの気持ちをわかろうとか、全人的ケアということを意識しながらやっていたとしても、本当に私は患者さんのどこまでをわかってあげられているのか。がんになってみなければ、それこそスピリチュアルペイン、自分の存在とか、意味とか、価値とか、何でこんなことなったんだろうということを自分自身で感じたことがなければ、患者さんのためにどこまでやれているのかわからない、そんな疑問が拭えませんでした。

がんの患者さんというのは一体どんなだろうというのは、自分がホスピスをやっていてもわからなホスピスをやっていてもわからないところだったのですが、がんを経験してみてよくわかりました。私の経験ですから、がん患者さん全員のことがわかったわけではないですが、少なくともがん患者さんに近づけたなと思いました。それは何かというと、「がんがあってもなくても変わらんな」ということでした。

がんと診断されて、手術も終わって、手術したその日からがん患者としての人生が始まりました。一日、二日、三日とがん患者として横になっていました。そのころは傷も痛いし、がん患者云々というよりも、早くよくならないかな、傷が早く治らないかなと思っていました。ちょっと落ちついて一週間とか二週間たつと、自分の人生というのは、がんでないときと、がんになって患者を経験したときと、毎日何も変わりませんでした。

手術がうまくいって、これでまた新たな命をもらったとか、そんなことは全然思いませんでした。手術に命はかけていなかったから、日常の中で時がずっと流れているだけでした。がんを患って、目が覚めて、ああ、これで新しく生きていけるというような感じは全然なかった。普通の一日の流れの中にありました。その中では、「がんがあってもなくて同じように一日が来るんだな。がんがあってもなくても一緒やな」と思いました。

がんの患者だからと特別な目で見られたくないという気持ちもありましたし、がんの患者であろうとなかろうと、同じように、一日が来れば精いっぱい自分のできることをやるしかないじゃないか、がんなんて関係ないじゃないか、と思いました。

あの人たちはがんの患者さんだから、私は健康な人間としてここに生かされているんだから、自分の健康な何かを用いてがんの患者さんに何かをしてあげなくてはいけないんだというような、「せなあかん、せなあかん」と前のめりになっていた気負いがなくなったような気がします。誰とでもお互いさまと思える。がん患者さんにはがん患者さんの一日があるから、その人の状況に応じて、私たちは必要があったときに初めて動けばいいかな、と思うようになりました。

術後三週間で仕事に戻ったのですが、病院で待っているのは末期のがん患者さんです。私よりちょっと年が若かったがんの患者さんですが、「先生お帰りなさい。どうでした」と、にやにやしながら迎えてくれるんです。手術して三週間で、まだ傷が痛かった。外科医のときには、抜糸したら、それで自分の仕事は終わった、患者は治ったと思っていました。けれども、手術を受けてみると、三週間しても傷が痛い。全然治っていないんですね。そのことを話したら、「三週間で痛いのなんか当たり前ですよ。心配要りません」と言って、そのがんの末期の患者さんが私にいろいろ教えてくれるわけです。

その患者さんは二カ月ほどして亡くなりましたけれども、その間は、がんを患ったことに対するお互いの思いを、がん患者同士として打ち明け合って、とても楽しいというのはおかしいけれども、リラックスしたいい時間が過ごせました。誰とでもお互いさまと思えて、普通に付き合っていく。残り時間が短くて重症の患者さんでも、それはその人の一日なのだからと思え、自分との健康状態とこれだけ落差があるから、その落差の分を自分が何かをしなくてはいけないという気負いがなくなりました。

6．生かされて生きる人生

がんの手術が終わって今十年目を迎えていますが、年数がたてばたつほどこういう気がしてきます。私はホスピスで仕事をしていますから、がんの末期の患者さんが入院してこられます。その中には腎臓がんの方もいます。腎臓がんの方を見ると、私よりも遅くに手術をして、私よりも早く骨に転移して、痛くて痛くてしょうがないとか、肺に転移して息苦しくてしょうがないとか、同じ腎臓がんなのに、私よりも早くホスピスから旅立っていく人がいます。

そういう人たちと自分とはどこが違うのかと思ったときに、自分の生活を振り返ってみて、とてもじゃないけれども、亡くなる人に比べて自分が価値があるから今生きているのだとは思えません。がんを治そうとする努力は何もしていません。ただ単に毎日家内のつくってくれるものを食べているだけで、生への執着なんて全然思っていませんし、毎日をそうやって過ごしています。でも、ある患者さんは、がんが見つかって手術をして、その後いろいろな治療をしてホスピスに来られるわけです。その差は、個人のあり方とか、考え方や行動ということによって決まってくるものではないのだということを、年数を経れば経るほど思います。

何かわからないけれども生きているのです。理由はわかりません。神様が自分がここにいるだけの役割を与えてくれているから生きているんだというような、偉そうなことも思えないのです。そう思うのが信仰かもしれませんが、そういった意味では、そういう信仰は持てない。もちろん、神様が私を生かしてくれているとは思っていますが、何か使命があって、役割を果たさないといけないから私が今生きているんだ、生きていることが神様のメッセージだ、なかなかそういうふうには思えないのです。とにかく、何かわからないけれども、今日一日がここに与えられているという気がするだけです。

人間というのは、一〇〇%自分の意思とか自分の何かによって一日一日を積み重ねているのではなくて、超越者とか神様によって生かされて今日一日があるだけなのだ、それをどう使うかは個人に任されている、と感じながら生きています。

7. 病気は悪性でも我が人生には良性

がんのことを悪性腫瘍といいますから、病気は悪性であったけれども、私にとっては、このがんの経験は、本当に一八〇度人生観を変えるものでした。「死を意識したときから本当の人生が始まる」

という言葉があるように、がんになったときからやっと自分の人生が動き出したというか、アクセルを踏むようになりました。病気は悪性だったけれども、わが人生にとっては大きなプラスで、これは良性だなとつくづく思います。

そういうがんの体験をもとにして、「ホスピスでの医療・ケア」ということを説明したいと思います。

ホスピスでの医療・ケア

キリスト教の信仰を持っている人間が、こういうがんの体験をして、ホスピスケアとはどういうものか考えて医療とかケアを行っているわけです。これからお話しすることは、我々のホスピスのもととなる考え方、心がけていること、そういったものと思っていただいたほうがいいかなと思います。現在、日本の二五〇のホスピスの一般的な「ホスピスケアとは」と大きくずれてはいないのですが、どこのホスピスに行ってもまったく同じようにこうだ、すべてがすべてそうだとは言えないところもあるような気がします。そういうところを図2にまとめました。

ホスピスでの医療・ケア

1．患者は医療者（特に医師）と話したがっている
2．患者の気持ちに焦点を当てる。つらさ、せつなさ、やるせなさ、やりきれなさに付き合う
3．患者・家族の望んでいることをかなえるために…
4．病気の診断治療を問題解決の中心とはしない
5．人生の流れの中で現在を見つめ直す
6．患者の人生最後の姿に接している間に、他人事とは思えなくなってくる

図２

１．患者は医療者（特に医師）と話したがっている

現代の医療は非常に専門化、細分化されていますから、一人の医者が臨終まで診るということはありません。例えば、せきが出るとか、声が出ないとかしたら、まずかかりつけの医者のところに行く。レントゲンを撮ってみたら、これは放っておいたらだめだから、少し大きな病院に行きなさいと大学病院などを紹介されます。

大学病院を紹介されたら、詳しい検査をしてくれる。検査をしてくれる人と診てくれる先生は違いますから、別の人の検査を受けて、説明してくれる先生から、これは肺がんですよと診断される。その内科の先生は、今度は外科へ行って手術を受けてきなさいと言います。外科へ行って手術を受けて終わったら、これで外科は終わり。また内科のほうへ行って診てもらってくださいということで、腫瘍内科とかそういうところへ行く。放射線治療もしたほうがいいでしょうということにな

ったら、今度は放射線科へ行く。

同じがんでも、見つかってから、何人もの先生が自分の専門分野のところだけをぽっぽっと診てくれて治療が進むのが現代医療です。みんながみんなそれで治るわけではない。腫瘍内科へ行って、放射線治療をやって、さあ、これで良くなりましたということで、晴れて家に帰れるかといったら、そういう人だけでもない。そうやったけれども、がんが治らない人たちもやはりいます。そういう患者さんが、やれるだけの治療は全部しましたから、次は緩和ケアに行ってくださいとか、次はホスピスに行ってくださいということでホスピスにやって来る。それが今の医療の流れです。

あっちへ行け、こっちへ行けと医者に言われて、最後にたどり着く先がホスピスです。そこで患者さんが言うことは、「ちゃんと治療を受けているのに、何で最後はホスピスなんや」です。今まで自分のやってきたことがよく理解できない、腑に落ちないままに医者の言うとおりにやってきて、治療も全部やったからホスピスに来る。苦しさを取ったり、残りの時間を有意義に過ごすように、緩和ケアを受けなさい、ホスピスに行きなさいと言うけれども、自分は病気を治すつもりでお医者さんにずっとかかっていた。けれども、いつの間にか方向が変わってしまって、自分の考える余地もなくホスピスに振られてくるわけです。

そうすると、患者さんは、「何でこんなふうになってしもうたんや」というのが一つ、そして、「自分の主治医は一体誰なんや、自分のことは誰に相談したらいいのか、誰も相談に乗ってくれなかった」と言うわけです。患者さんが心配なことは、自分がこの体でどうやって生きていくかということです。

生きていくこと。「いく」というのは動きがあります。前へ向かっていく。ところが、医者は生きていく先のことはあまり考えていない。医者がそのとき見ているのは、その時点での健康を取り戻すための方法です。肺がんが見つかったら、この肺がんをどうすれば元どおりの健康な状態に戻せるのか、ということです。健康といっても、肺を手術したらそれなりに合併症も出ますから、そういったことも含めて、合併症の出た肺がんがその人にとってどういう理由があって、これからどのように生きていったらいいか、なかなかそこまで話してくれる医者はいません。そのときそのときに自分のできる最善の治療をやっているだけなのです。

怒られますが、言ってみたら職人みたいなものです。職人として、自分の専門領域で最善のわざをもって治していく。その積み重ねなのだけれども、それがすべて成功しなくて、結局ホスピスへ、ということになります。患者さんの中には、今までやっていたことは何だったのか意味を見いだせない人たちがいます。ホスピスに来て初めて、自分の主治医は誰なのか、自分は誰に相談したらいいのか、というのが現状です。

ホスピスで患者さんに「最期までちゃんと面倒を見ます」と言うと、患者さんは「ああ、ほっとした」「ああ、よかった」とよく言います。「医者」の「医」という字は訓読みでは「いやす」と読みますけれども、今の医療システムの中では、「医やす者」ではなくて、職人のような医者ばかりが積み重ねでやっています。そこにも大きな問題があるのではないのかなという気はします。そこで、私たちは、職人ではなくて、医者として患者さんの話をしっかりと聴こうという努力をしています。

医者と患者さんとの話が大切だというのは、私の師匠である柏木哲夫先生（淀川キリスト教病院にホスピスを開設）が、ホスピスで亡くなった方たちの遺族調査をもとにしてわかったことです。患者さん遺族の心残りとして、お医者さんともっと話がしたかったというのが高い頻度で挙げられているのです。ですから、できるだけ患者さんと話をすることを心がけています。

2．患者の気持ちに焦点を当てる

つらさ、切なさ、やりきれなさに付き合う。つらい、切ない、やるせない、そういう患者さんの気持ちに付き合う。付き合うというのは、飲みに行ったときに二軒、三軒付き合うというような感じの付き合いです。上から目線で、何とか治したろうやないかとか、そういうことではなくて、つらいことがあるから飲みに行こうかなとなったとすれば、「とことんしゃべれや、今日はとことん付き合うたるで」と。そういう仲間意識というか、同レベルというか、ケアとかそういうことを何も考えずに、とにかくそのつらさに付き合おうじゃないか、そんなことを思っています。誰とでもお互いさまですから。私は医者ではあるけれども、医者として何かしようというよりは、同じ弱さを抱えた人間として付き合おうじゃないかと思うのです。

ホスピスの場合、みんなが共通に持っているのははかなしさではないかと思います。よくしゃべって話をしてくれる人も、朗らかなわけではなくて、心の底には、一番根っこにはかなしさを持っているような気がするし、何もしゃべってくれない人もいます。ホスピスで向き合っていると、「ああ、この人はかなしいんやろうな」と思えてくるのです。

『生きるかなしみ』という山田太一が編集した本があります。ホスピスの患者さんの姿を見ていると、スピリチュアルペイン――英語の「スピリチュアルペイン」というのは、日本語でなかなかいい置き換えができないのですが、霊的な痛みとか、実存的な痛み――があると言われます。「生きるかなしみ」とか「生きるかなしさ」という言葉に置き換えてみたら、広がりという意味では全部を網羅できないかもしれませんが、スピリチュアルペインを理解する上では、いいのかなと思います。人間誰しも、「かなしみ」は、いろいろな場面で、いろいろな自分の人生の中で経験することですから、「生きるかなしみ」というような表現を使ったら、スピリチュアルペインの理解にはいいのではないかと思ったりしているところです。

ホスピスの患者さんはみんなかなしそうだなと思います。私は医者なのだけれども、そのかなしみをあまり癒やそうとせずに、とりあえず友達感覚でとことん付き合おうじゃないかということで、そのかなしみに付き合うわけです。

3. 患者・家族の望んでいることをかなえるために……

患者さんの希望を支えるのがホスピスの最大の使命です。患者さんの望んでいることをかなえます。けれども、すべてかなえられるかといったら、かなえられません。ホスピスで一番困るのは、これだけ苦しいなら生きていても仕方ないから死にたい、早く死なせてくれという訴えです。なかなか症状コントロールが難しくて、何をやってもうまくいかない。これは大変だなと思うような患者さんも中にはいます。そういう患者さんたちに向き合うときに、「こんなしんどいなら早く死なせてほしい」と言われるのがやはりつらいですね。それは、生きたくても生きられない患者さんです。

逆に、お年を召した方で、そんなに苦痛がひどいわけではない方が、死なせてくれと言うのです。自分で立てなくなったとか、痛みが取れずに苦しいというのではなくて、痛みもある程度取れている。薬を使えばある程度うまくいっている。けれども、そういうお年寄りの中に、一日の時間を保てない患者さんがいるのですね。自分はすべてやることはやったし、自分の後始末もつけた、何も思い残すことがない、だから早く死にたい、死なせてくれと言うのです。

片や「生きたいけれども、生きられない」、片や「死にたいけれども死ねない」、両方あります。そういうことを言われたときに本当に困ります。患者・家族の望んでいることをかなえるために、心臓を止めるような薬を使えば、それはそれでいいのですが、論外ですからね。そんなことはできっこない。けれど、かなえなくてはいけない。どうしたらいいのか。付き合います。

医者と思ってそこにいたらいられなくなります。いずれ、あした、あるいはあさって、何カ月後には自分もそういう目に遭うかもしれない。医者と思わずに、自分も同じ弱さを持った人間なんだ、と思って付き合うことです。

付き合うといっても、黙って付き合うわけにもなかなかいかないですから、何か言葉を発しながらそこにいるわけです。何の根拠もないのですが、私は「大丈夫ですよ」と言います。「みんなで見ているから、苦しいけど大丈夫」。そうやって自分を落ちつかせているのかもしれません。一刻も早く死にたい、苦しい、この時間が耐えられないという人のそばにいて、治療的には傾聴というのでしょうけれども、傾聴しながら、困ってはだめなので、困っているけれども困っていないようなふりをして「大丈夫」と言うようにしています。それがどのぐらい評価される言葉なのか、この世にいる間はわかりません。そんなことを言って患者さんの傍らで過ごしています。

4．病気の診断治療を問題解決の中心とはしない

5．人生の流れの中で現在を見つめ直す

四番目と五番目についてはまとめて話をします。

一人の患者さんを紹介したいと思います。ワニに食われたおじいさんの話です。七十代の男性患者さんがホスピスに来ました。外来で診たら、前立腺がんが骨に転移している。その患者さんの訴えは、ワニに腰をかまれて振り回されているように痛む、ということでした。それは骨に転移している痛みだとわかりますけれども、そんな表現をしてくれました。それで、早速入院して治療しました。痛み止めをすぐ出しました。モルヒネとか、鎮痛補助薬とか、ＷＨＯ（世界保健機関）ががんの痛みを取るためにはこうやればいいですよというガイドライン（ＷＨＯ方式がん疼痛治療法における「鎮痛薬の使用法」）をつくっていますから、そのガイドラインに沿って治療を行ったわけです。

それで一日たちました。次の日、そのワニに食われたおじいさんの病室に行きました。「今日はど

うですか」と問いますと、「痛みは大分楽になった。半分ぐらいになりました。ご飯も食べられるようになりました」と、一応痛み止めの効果があったことを言ってくれました。「ああ、そうですか、よかったですね」と応じますと、そのおじいさんは、「私は戒名をもらって死ぬ準備はすっかりできている。ただ、この痛みだけはつらい」と話してくれたのです。

私は、「ほお、戒名ですか。よかったら私にも教えてください」と言って、そのおじいさんの戒名の話を聴きました。そうしたら、「紙と鉛筆はありますか」と急に身を乗り出してきました。痛みはどこへ行ったんだ、とちょっと思いました。それで、紙と鉛筆を貸してあげますと、戒名を一字一句説明してくれました。「どうだ、いい戒名だろう」と得意満面なので、「ああ、すばらしいですね」と相づちを打ちました。

そうしたら、そのおじいさんはそれを契機にして自分の一代記をずっとしゃべってくれたのです。若いころの思い出から戦争中のこと、現在に至るまで。若いころには聖書の勉強もしたことがあったというような話もしてくださったし、最後のほうは、今の自分の状況、息子夫婦と三人暮らしをしているけれども、食事は、自分の部屋にご飯を持ってきてもらって、その夫婦とは別に一人で食べているというような話をしてくれました。最後はそういった何となく寂しげな話で終わったのですが、小一時間、自分のことをずっと語ってくれました。私は「じゃ、今日はこの辺で失礼します」と言って退室しました。訪室したときには「痛みは半分になりました」と言ってくれた。その後、自分の一代記をずっとしゃべってくれました。薬は追加しませんでした。

また次の日の朝その患者さんのところへ行って、「今日はどうですか」と尋ねました。そうしたら、ワニに食われたおじいさんは、「痛みはすっかりなくなりました。この病院に来てキリストに出会ったみたいです」と言ってくれました。「ああ、これがホスピスやな」、と教えられた患者さんでした。

痛みの表現はオーバーですね。ワニに食われたとか、キリストに出会ったとか、とても弁の立つおじいさんですが、痛みの原因としては確かに骨への転移があって、身体的な苦痛があるというのは見てわかりますから、それに対してモルヒネを処方しました。それで次の日行ったら、まだ半分痛みがあると言うから、WHOのガイドラインに沿って薬を増やそう、それが一般診療科でも行われる普通のがんの痛みの治療です。

けれども、ホスピスでは、その人の人生の流れの中で現在の意味を見いだすということが大事です。彼は戒名をもらっていると言いましたから、彼の頭の中では、戒名があるということは死んでもいい、死ぬ準備ができているということで、死というものを自分の中にある程度とらえられているというような心の状況ではなかったのかなと思うのです。戒名という、彼の一番の関心事に付き合いました。そうすると、痛みが物の見事になくなってしまうわけです。これがホスピスだな、です。人生の流れの中で現在を見つめ直す機会を与えられた。家族とは別に一人でご飯を食べている、そのような状況のつらさの中にあっても、ホスピスに来てあらためてキリストに出会えて復活した。ホスピスは生きかえるところです。

6. 患者の人生最後の姿に接している間に、他人事とは思えなくなってくる

一般の診療科で患者さんを診ているときは、まず病気を見ます。この人は胃がんだ、肺がんだ、大腸がんだ。がんだというのが最初に頭にありますから、がんと思って見ると、自分ががんにならない限りは共通項を見いだせないわけです。そう思っていると他人事で終わってしまう。けれども、ホスピスでは、がんの種類によらず人生最後の姿を見ています。人生最後の姿というのは、それこそ自分のあした、自分のあさって、自分の将来を教えてくれる姿、自分はどう変わっていくのかを教えてくれる姿のように思えてくるわけです。ですから、患者さんたちとずっと接している中では、この人は胃がんだから、こんなに痛んできて息苦しくなってきてというように第三者として見るのではなくて、自分の明日の姿がそこにあるように見ながら患者さんに接しています。こうなることが必ずしも良いとは言えないところもあるのですが、本当に自分のこととして思いながら仕事をしています。

良いとは言えないという点ですが、結局、入り込み過ぎるというか、自分もそのつらさを受け持ってしまって自分のことと考えてしまうと、自分が何かをしなくてはいけない、何とかしなくてはいけない、この患者さんのために自分が自分がという気持ちになり過ぎて、燃え尽きてしまったりする。他人事ではなくなって冷静さがなくなると、入れ込んでしまって、そんなことをしなくてもいいのにと思うことまでしてしまうこともないとも限らない。そうならないようにする方法があります。それは最後にお話しします。

ホスピスでのかかわり方の基本

私たちが心がけているホスピスの医療、ホスピスのケアをお話ししましたが、次は、深度を下げて、心がけるもとになっている理念というか、もうちょっと深いところにあるかかわり方の基本、思想といったものについてこれから少しお話ししたいと思います。

医者の役割

図3に The role of a physician と英語で書いてあります。英語の下に私による日本語訳が書いてあります。「医者の務めについて、16世紀の作者不詳の警句」です。下に Oxford Textbook of Palliative Medicine とありますが、世界的に権威のあるオックスフォードの緩和医療の教科書の中に載っていた一文なのです。「あるときは病気を治し」「幾度でも苦痛を緩和して」「いつも気持ちを通わせる」、これが医者の役割だと書いてあります。医者の務めについての一六世紀の作者不詳の警句ということですから、昔からの言い伝えとして、医者というのはこういう仕事をするものだということが書かれているということを紹介しました。

はじめの二項と最後の一項ではちょっと趣が違うかなと私は思います。病気を治したり緩和したり

The role of a physician

A sixteenth century aphorism by an anonymous author, defines the role of a physician:
（医者の務めについて、16世紀の作者不詳の警句）

To cure sometimes	あるときは病気を治し
To relieve often	幾度でも苦痛を緩和して
To comfort always	いつも気持ちを通わせる

（*Oxford Textbook of Palliative Medicine,* 2nd ed., 1998より）

図3

することは、「あるときは」とか、「幾度でも」とありますから、できないこともあるということです。けれども最後の三つ目は、「いつも」です。二十四時間三百六十五日いつも気持ちを通わせる、それが医者の仕事だと書いてあるのです。医者の一人としては、こんなの無理だと思いたくなります。これは医者の仕事としてやるのはなかなか難しいのではないかと思います。

上の二つはキュアの中に入るだろうし、一番下の一つはケアの中に入るのではないか。キュア（病気を治す）とケアとは違うのですが、下の三つ目がケアだろうと思います。上の二つと最後の一つはどう違うのかということを図4に挙げてあります。「to Cure」とか「to Relieve」と、「to Comfort」（いつも気持ちを通わせる）ということとはどういう違いがあるのか。ケアとキュアは違うと思いますので、私なりにまとめてみました。

to Comfort を理解する	
to Cure, to Relieve	to Comfort
EBM（Evidence Based Medicine）	NBM（Narrative Based Medicine）
Doing	Being
理詰め	気持ち
一方向性（上下）	双方向性（対等）
医療者として支える	人として寄り添う
for Patient	with Patient

図4

左側の「to Cure, to Relieve」を見てください。「ＥＢＭ（Evidence Based Medicine）」と書いてありますが、「根拠に基づく医療」と訳されます。要するに、データの蓄積から、これが正しい医療だという医療があります。今の医療はほとんどこれにのっとってやっています。治療のガイドラインなどがあるのは、こういったエビデンスに基づいてやる医療です。それは何をするのかというと、次に「Doing」と書いてあります。治療するわけですから何かを行うわけです。次に「理詰め」と書いてあります。経験、実績、そういったものに基づいてやるわけですから、理詰めでやる。次に「一方向性（上下）」、上から下、医療者から患者さんへというような流れの中で行われる。そして、下から二番目「医療者として支える」。医療者が、自分の知識、経験、技術を生かして患者さんを支えることになる。一番最後に「for Patient」、患者さんのためにそういうことを行う。病気を治したり苦痛を緩和したりします。

右側の「to Comfort」、ケアというのはどういうものかというと、「ＮＢＭ（Narrative Based Medicine）」。先ほどのワニに食われたおじいさんの例がそうですが、患者さんが、自分の状況をいろいろしゃべることによって、その語りの中から、自分なりに次はどうすればいいかということを見つけていく。精神療法の一つとして、そういう「語り（ナラティヴ）」に根差した医療ということが言われます。

キュアは「Doing」（何かする）とありましたけれども、ケアするのは「Being」だと。こちらから何かしてあげるとかそういうことではなくて、一緒に同じ時間を過ごす、そこにあるということです。そういう中で気持ちを通わせる。キュアは、理詰めに、理屈どおりにということになるわけですが、「to Comfort」は気持ちを通わせる。つらいなという気持ちを一緒に共有して、かなしいなとか、あるいは、それはよかったねとか、患者さんのそのときの気持ちを一緒に共有する、そういうやり方です。それは「双方向性（対等）」。対等というのは行ったり来たりする関係です。今まで話した例でいうと、私が手術が終わって帰ったときに、先輩のがん末期の患者さんが私にいろいろ話をしてくれた。がん患者同士として話をした。そういう関係です。

それは人として寄り添う。立場を離れて、白衣を脱いで、同じ人間同士として目線を合わせて話をするということです。それは結局、患者さんのためにというよりは、患者さんとともに、一緒にいる、そういったことにつながると考えています。

二つに分けてしまって、左がキュアで、右がケアだと言いましたけれども、ケアは、「to Cure」とか「to Relieve」という医療者としての自分の役割を当然果たした上で初めてなしうることであって、キュアも十分にできないで何もせずにただそばに座っているだけでいいかといったら、そうではありません。医者なら医者としての専門性とか知識が十分にあった上で、「for Patient」プラス人として、同じ人間同士としてそこにいることによって初めて「with Patient」、患者さんと共にあることができる。この両方が相まってこそ初めてケアになるのだなと思います。そういうことがホスピスでのキュアとケアです。

「いのち」の臨床

次に「ホスピスの臨床」の意味を考えてみたいと思います。それぞれの患者さんのそばにいて、患者さんを治療して、患者さんの健康を取り戻す、そういうことをやるのが臨床です。それぞれその人に応じてということです。普通、臨床医学というと健康を取り戻すことが目的です。けれども、ホスピスの臨床の目的というのは健康を取り戻すことではない。何かというと、死というものに意味を与えることです。死というものにも意味がある、死にもそれだけの意味が必要だろう、と思います。患者さんそれぞれが死の意味を感じることができたら、そのときに臨床と言われるのかなと思います。

そこで考えた言葉が、「生死を超えたいのちのありかを共に探し求め、永遠を想い今を生きること」

ホスピスの臨床とは

生死を超えた
いのちのありかを
共に探し求め、
永遠を想い
今を生きること

ホスピスはいのちの臨床

図5

です（図5）。死んでも大切なこととか、死んでも役に立つとか、そういったものを考えると、健康に戻すことだけが臨床ではなくて、死で終わることがあってもそれは意味があることだということを思うと、漢字の「生命」ではなく、平仮名の「いのち」という言葉があらわれてくるわけです。

生命維持装置とか、生命保険とか、生命力という言葉が示すように、生と死を分かつ、生と死を別物として考えるときに、「生命」という漢字を使います。「いのち」といえば、昔、「君こそわがいのち」という歌謡曲もありました。演歌では頻繁に「いのち」という言葉が出てきますが、生と死を分かたない、分かれても分かれない何かとか、生と死をつなげるものとして平仮名の「いのち」という言葉があるように思います。その言葉がホスピスでも思い浮かんできます。それで、「いのちのありかを共に探し求め、永遠を想い今を生きること」と書きました。

またここで一人、患者さんを紹介しようと思います。今度はギャンブラーの話です。入院の申込書の職業欄に「相場師」と書いてありましたから、ギャンブラーと私は紹介します。このギャンブラーの方は五十代半ばの喉頭がんの男性の患者さんでした。喉頭がんができて、脳と肺に転移をしている。そんな状況で半年ぐらいホスピスに通院していました。けれども、だんだん病状が悪くなってきて、声が出なくなってきた。そういう状況になってきて、ホスピスに入院し、ご飯も食べていないからということで点滴をしたのです。

彼は声が出ませんでしたから筆談をしました。その点滴を見て、「ここには四三カロリーしか入っていないが、これでいいのですか」と紙に書いて私に尋ねるんです。確かに四三カロリーしか入っていないのです。私は、「これでいいですよ」と返事をしました。一日の必要カロリー数としては、成人で一六〇〇とか二〇〇〇カロリーと科学的には言われているのですが、このとき、私は「これでいいです」と言い切りました。そのギャンブラーは、私にいいと言われて、それを受けてしくしくと泣き出したのです。相手がギャンブラーですから、まさか泣かれるとは思いませんでした。

しくしくと泣き始めたので、四三カロリーでいいということを説明しないといけない。どう説明しようかと思いました。四三カロリーでいいという理屈はちゃんとある。けれども、今泣いている患者さんに対して理詰めに説明して、現代医学ではとか、緩和ケアというのはとか、カロリーはこれでいいんですという話をしても、この患者さんにはあまり意味がないのではないか、気持ちを通わせた説明の仕方がないかなと思いました。そこで思い出したのが聖書の言葉でした。「思い煩うな」ということを書いてある箇所で、イエス・キリストが言った言葉です（マタイによる福音書六章二六―三一節）。

空の鳥を見なさい。彼らは種をまくことも刈り入れることもしないけれども、その日一日は神様がちゃんと養って空を飛んでいる。野の花を見てごらん。彼らはつむぎもしなければ働きもしない。そこにずっと立っているだけではないか。野の花はあした摘み取られて炉に投げ入れられるかかもわからないけれども、今日一日は神様からもらったもので可憐なきれいな花をそこに咲かせているではないか。だから、今日一日何を食べようか、飲もうか、何を着ようかなんて思い煩うな、そのように聖書に書いてあります。

今日一日のカロリーというのは、一日何カロリーというものではなくて、そのときのその人の状態に合わせて神様がちゃんと用意してくれる。あしたどうなるか、あさってどうなるかということは私自身もわかりません。一カ月後のいのち、一年後のいのちは全然わからない。でも、今日のいのちはこの四三カロリーで大丈夫です。こんな話をしてみました。

そうしたら、そのギャンブラーは一日に二千万円も損したり四千万円ももうけたりする人ですから、博学多識でいろんなことを知っていたのでしょう。「そのことは知っている。気休めは言わないでほしい」といきなり返されました。（笑）せっかく言うたのにな、と思ってショックでした。二匹目のドジョウはいないですから、聖書の言葉はもうだめやな、困ったな、どうしようかなと、しばらく黙っていました。「気休めを言うな」と言ってまた泣き出したものですから、泣くのをただ呆然と見守るだけで、何もしないでしばらくいたのですが、それから五分ぐらいして、やおら紙と鉛筆を取り出して字を書いてくれました。「心の琴線に触れると涙があふれます」と書いてくれたのですね。

彼とはそんなに難しい話はしませんでしたけれども、それこそ彼の一代記みたいなもの、何でギャンブラーをやるようになったかとか、青春の愛読書とか、そういうものをしゃべってくれました。私に対しては、大分お世辞もありますけれども、いい仕事をしている、株なんかに手を出さないようにというアドバイスをしてくれたりしました。私が行くたびに笑顔で迎えてくれて、「今日はどうですか」と私のことをむしろ心配してくれるようになりました。そういった会話をしながら旅立っていかれました。

四三カロリーと聞いたときの涙は、生命の終わりを予感した涙だったでしょう。けれども、二回目の涙は、それこそ心の琴線に触れる、生死を超えたいのちが二人の間に通い合う、そういうものがあっての涙ではないかなと思いました。ホスピスではそういったことを求めて、そういうことができたらいいなと考えてやっています。

いのちについて

いのちはどういうものか。もう退職されていますが、京都大学医学部の精神科の教授だった木村敏《びん》

いのち（生それ自身）について

1．あらゆる生命現象の根底に横たわり、すべての生物に通底する
2．限定なしに生一般を意味する
3．死で区切られない無限性を有する
4．種の保存にかかわる
5．わたしたちという言葉の根拠となる
6．生命物質の生命活動では説明できない
7．「いのち（生それ自身）そのものは死なない、個々の生きものだけが死ぬ」（V. v. Weizsäcker）

（木村敏『関係としての自己』みすず書房、2005年）

図6

先生の書かれた『関係としての自己』（みすず書房、二〇〇五年）という本の中に書いてあったことをまとめてみました（図６）。木村先生は、括弧の中にある「生それ自身」という言葉について以下のことを説明しているのですが、私はそれをいのちに置き換えて書いてみました。

1．「あらゆる生命現象の根底に横たわり、すべての生物に通底する」、2．「限定なしに生一般を意味する」、3．「死で区切られない無限性を有する」、4．「種の保存にかかわる」。これはちょっとわかりにくいと思うのですが、「種の保存」に対する言葉としては「個の保存」と言えるかと思います。「個の保存」は、先ほど言った「生命」、生命保険とか、生命維持装置とか、生命が個にかかわるということであるのに対して、「いのち」は、普遍的なものとして「種の保存」にかかわると言っておられました。

５．「わたしたちという言葉の根拠となる」。生一般、普遍性ですから、「わたし」とか「あなた」というのではなくて「わたしたち」です。６．「生命物質の生命活動では説明できない」。ヒトゲノムが解明された、人間の遺伝子構造がすべてわかったと言われても、人間そのものは一つもわかっていない。構造がわかっても、何一つ人間の本体には迫れていないのではないか。７．「いのち（生それ自身）そのものは死なない、個々の生きものだけが死ぬ」。ヴィクトル・フォン・ヴァイツゼッカーの『ゲシュタルトクライス』での言葉を引用して、生物、生命といのち（生それ自身）との違いを表現しています。

木村先生は『関係としての自己』の中で、いのちについて、ハイデガーの現存在とか、西田幾多郎の「我の底に汝を見、汝の底に我を見る」とか、そんな言葉も引用されていて、要するに、個々の問題ではない、みんなに共通しているいのちに気づくことが大切で、いのちに気づくことが我々に生きる根拠を与えている、そんなことをこの本の中で言っていました。

いのちを育む力

次に「いのちを育む力」とは何か（図７）。聖書の言葉を一つ挙げています。「すべて重荷を負うて苦労している者は、わたしのもとにきなさい。あなたがたを休ませてあげよう」（マタイによる福音書一一章二八節、口語訳）。こんな気持ちで毎日仕事をしていますと言い切っていいのかというと、

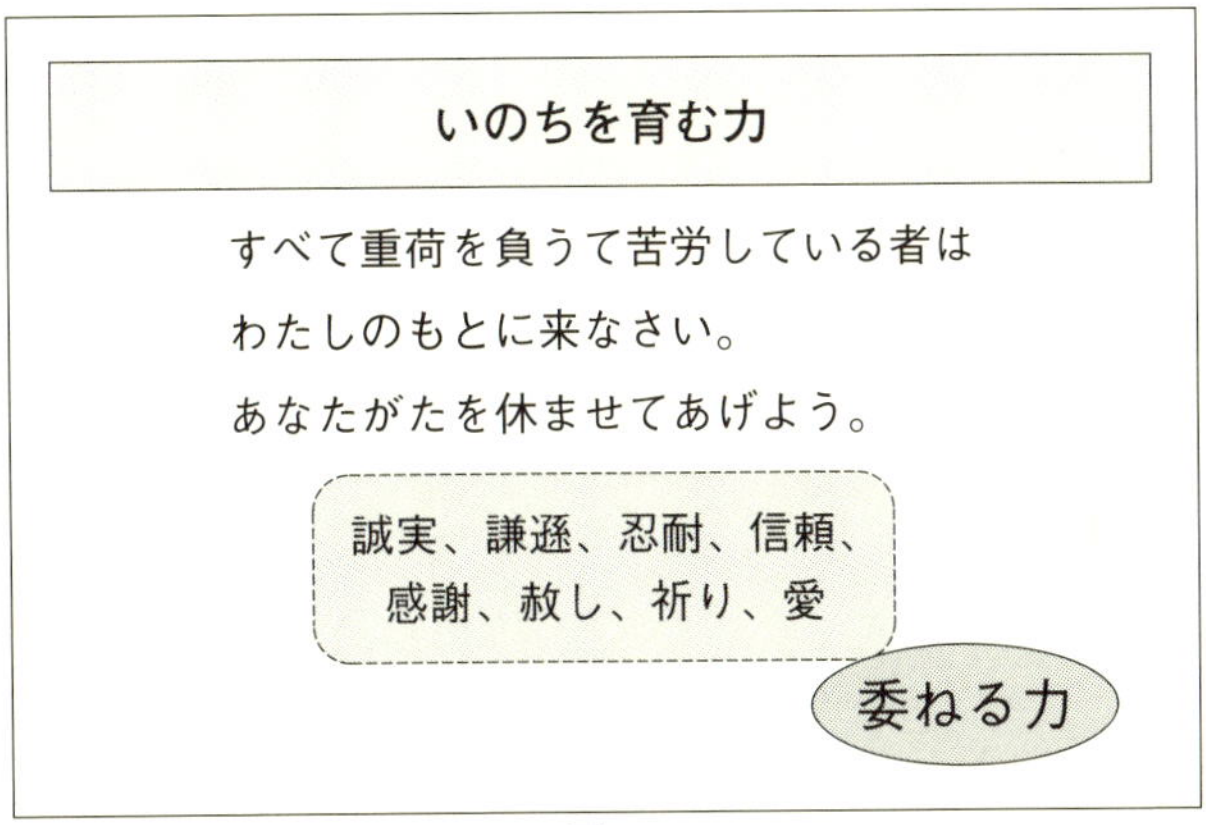
いのちを育む力
すべて重荷を負うて苦労している者は
わたしのもとに来なさい。
あなたがたを休ませてあげよう。
誠実、謙遜、忍耐、信頼、
感謝、赦し、祈り、愛
委ねる力

図7

あまり自信はないのですが、そうありたいと常々思いながらやっています。先ほども言いましたように、患者さんは、がん治療でとにかくへとへとになっています。誰に見てもらっていいのかわからないままに、言われるままにホスピスにやってきて、人生の最終盤を迎えてしまう人も多いのです。「そうですか、大変ですね」という感じで、すべて重荷を負うて苦労している者はわたしのもとに来なさい、休ませてあげる、という広い心で患者さんたちを受けとめようと思っています。

そんな気持ちで受けとめるときの心がけとして、「誠実」「謙遜」「忍耐」「信頼」という言葉を挙げてみました。本当に誠実な気持ちで患者さんに向き合って、今まで話したように、患者さんが明日の私の姿を示している先生であると思うなら謙遜な気持ちになります。患者さんは何回も同じことを言います。本当に苦労が多いですから、一回言ったぐらいでは気が済まない。毎日同じことを言ったりします。忍耐強く聴くことです。それと信頼をする。あの人ちょっとおかしいんじゃないかとか、患者さんのあり方に疑問を挟んでしまうと、なかなか真摯《しんし》には聴けない。とにかく信頼して聴こうという姿勢です。簡単に言いますけれども、これは本当に大変です。

もう一回読みます。「すべて重荷を負うて苦労している者は、わたしのもとにきなさい。あなたがたを休ませてあげよう」。これはケアに当たる私たちにも向けられています。ケアをする人がしんどくなくて重荷を負っていないわけではない。必ずケアに当たる人たちも何らかの重荷を負って毎日生きているわけです。我々も休ませてもらいたい、そういう存在です。そのときに、「わたしたち」という言葉、「いのち」が通底しているということに思い至ります。

「わたし」と「あなた」では、わたしが何かをしなくてはいけない医者で、あなたは患者である。ホスピスではそういう関係ではありません。わたしもあなたも、それぞれのつらさを持ちながら生きている同じ「わたしたち」ではないか、そういう気持ちでかかわる。わたしとあなたが一緒にいる。お互いに苦しい大変な者同士だ。その場を同じに共有している。そういう思いでかかわる。そうすると、その場に感謝、赦《ゆる》し、祈り、愛があらわれます。

図7の破線で囲まれた部分の上段の四つは、医者と患者との付き合い方の中で、こういう関係の中でつき合っていればいいという項目です。下段の「感謝、赦し、祈り、愛」という言葉は、そういう患者さんとわたしを一まとめにして、それと神様なり超越者なり誰かに「わたしたち」があらしめられてそこにいるのだというような理解になります。決して私がこの患者さんの生殺与奪の権を握って

いるわけではない、この患者さんをどうこうできるものではない。共に一緒にいることによって、そういう中から初めて何か新しいものが生まれてくるだろう。それを思いつつ、感謝しつつ、赦しを願う。そういった何か新しいものが出てこないかということを祈りつつ、本当に大きな大きな神様の愛を感じつつそこに一緒にいようとします。

「委ねる力」と大きく書いてありますが、最後は神様に委ねるということです。弱い人間同士が集まって、ここで同じ苦労を分かち合う。その中で、神様に委ねることによって新しい何かを創造してくれる。ギャンブラーの話でもそういうことが起こっているのだろうと思います。

私が患者さんのそばに行って、ゆったりとしながら、病気について、がんについてお互いに話し合った。そこに何かが生まれて、患者さんに明日への希望が生まれてくる。そういうことを生み出すために、委ねる力がとても大切だと思います。

人の生き死に、生まれるときも死ぬときも、それは我々の手に負えることではない。神様が定めた定めによって生まれるときもあれば死ぬときもある。その現実、事実はそれ以上変えようがない。そのことをとやかくすることは私たちにはできないから、何かしようと思わずに、その事実を謙虚に受けとめながら、人はひとりでは生きられないから、一緒にいて、その中に意味を見いだそう、希望を見いだそう。それがケアすること、かかわること、人と人が生きることなのだ、そのような気がしています。

死にゆく人に生かされて

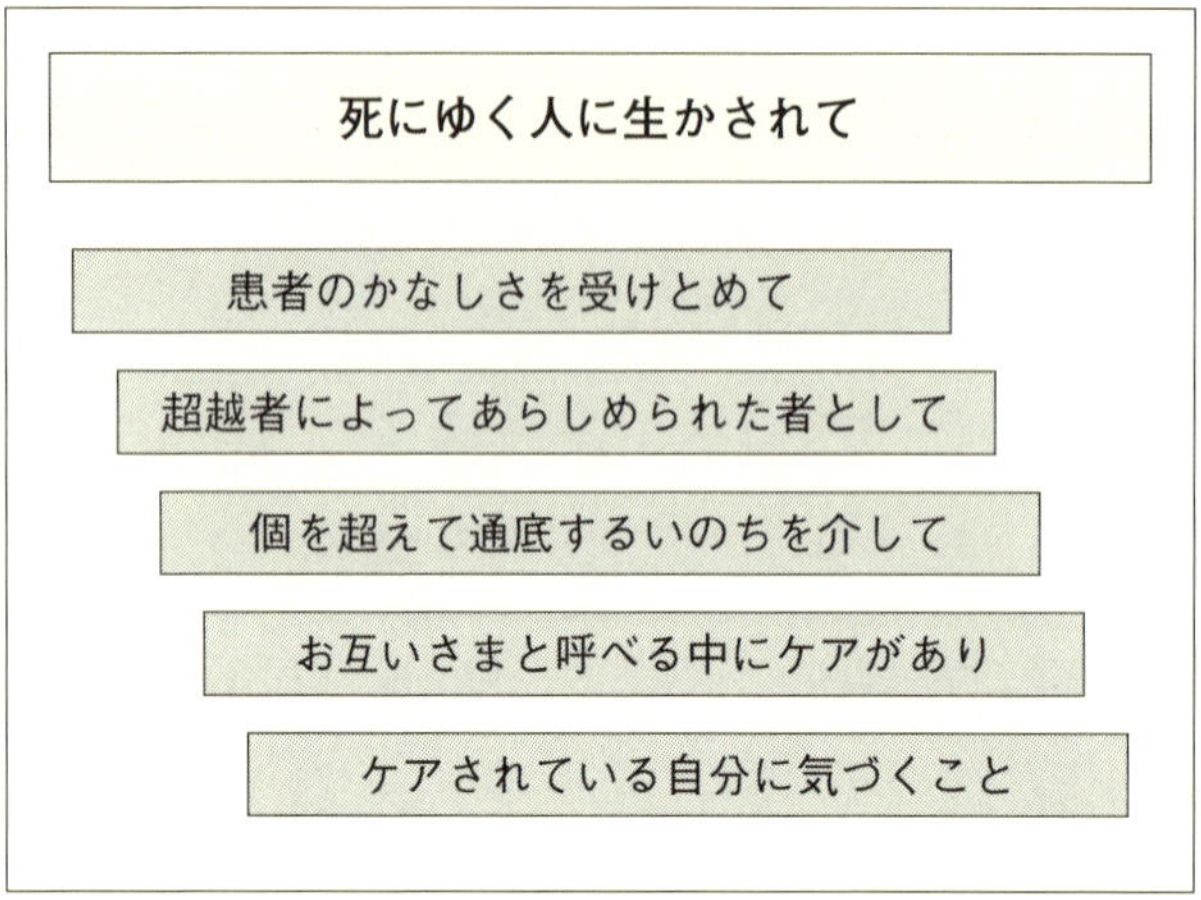
死にゆく人に生かされて
患者のかなしさを受けとめて
超越者によってあらしめられた者として
個を超えて通底するいのちを介して
お互いさまと呼べる中にケアがあり
ケアされている自分に気づくこと

図8

最後に、今日の話のまとめとして、「死にゆく人に生かされて」（図8）を挙げます。まず患者さんのかなしみを受けとめて、超越者によってあらしめられた者として、個を超えて通底するいのちを介して、お互いさまと呼べる中にケアがあり、ケアされている自分に気づくこと。結局、ケアしているのだけれども、あなたと一緒にここにいれてよかったねと、本当に心から笑えてその場を楽しめるときがあります。ケアというのはそういうことだろうと思います。

（二〇一三年十月二十五日、ヴェリタス館教授会室）

死に対峙している魂の苦悩にどのように応えるか

――ホスピスの現場から

下稲葉康之

栄光病院の下稲葉と申します。もう二十数年前から個人的にも存じ上げており、また、いろいろとご指導をいただいた窪寺俊之先生からお誘いを受け、九州は福岡からはるばるやってまいりました。最初に、個人的なことを少しお話しいたします。

はじめに

私は九州大学医学部の二年生のときにクリスチャンになりました。大学のドイツ語講師であったドイツ人の宣教師、ヨハネス・ルスコー師を通じてでした。そして、この宣教師を通して、かなり厳しい訓練を受けました。しかし、今になって考えると本当にありがたいことだったと思っています。そして、医者をやめてもクリスチャンはやめられないと、いろいろな機会にお話しさせていただいております。

週二、三日医師として働きながら、教会に奉仕するようになりました。そうこうするうちに、今の栄光病院の前身である亀山病院とかかわる話を頂戴し、三人のクリスチャンのドクターが結果的に集まることになりました。一九八〇（昭和五十五）年、私どもは、亀山病院で新しい理念をもとにした医療を始めようと決意しました。その理念というのは、患者さんの体と心を診る、ほかの病院が行っていない全人的医療を提供するというものでした。そういう志で始めました。その理念の延長線上には当然、ホスピスがあってもよいなと考えました。一九八〇年、八一年というころは、まだホスピスの概念そのものが日本では知られていませんでした。あらためてホスピスとは何だろうかと、柏木哲夫先生がホスピスケアの先駆けとしてのチーム医療を始められていた、窪寺先生もご在籍なさったことのある、淀川キリスト教病院を訪ねて、お話を伺ったことを思い起こします。

そのようにしてホスピスを始め、もう三十年ちょっとになります。今現在、ホスピス病棟が三病棟あり、都合七一ベッドを抱えています。結果的に日本で一番大きなホスピスということになりました。患者さんが入院されて亡くなられるまでの平均の在院日数は、大体四〇日から長くて四五日です。人生最後の一カ月半ぐらいに、私たちはかかわりを持たせていただくということになります。そういうことですので、一カ月に四〇人から四五、六人の患者さんが亡くなられます。二〇一三年の一年間で、看取らせていただいた患者さんの数はおよそ四三〇名になります。

私は、主治医として担当するということはちょっと無理ですが、今でも三病棟の回診を行っています。ホスピス外来、ホスピス相談、それからＮＰＯ法人栄光ホスピスセンターを発足させて、対外的にホスピス緩和ケアの啓蒙啓発ということに励んでいます。

今日は、私自身のこれまでの患者さんとのかかわりを振り返りながら、「死に対峙している魂の苦悩にどのように応えるか」という題でお話をさせていただこうと思います。

日々刻々と近づいてくる死を前提に

一人の患者さんをご紹介します。

八歳のときに神経芽細胞腫という悪性の腫瘍、がんになった少女Ａちゃんです。お腹に腫瘍ができ、八歳と九歳の二年間に三回の開腹手術を受け、腫瘍を切除し、そしてかなり強力な抗がん剤治療、化学療法を受けました。そのために彼女の免疫力はかなり落ちました。

Ａちゃんは無菌室にいました。健康なお母さんでも、ガウンテクニックなしには、つまり、完全に消毒した予防衣を着なければ、娘の部屋に入れません。Ａちゃんの免疫がかなり落ちているからです。皆さんも例外なく、ウイルスや細菌などを持ちながら生活をしていますが、発病しないのは皆さんに免疫力があるからです。ところが、そのお母さんの持っているウイルスや細菌が娘に感染すると、抵抗力が落ちていますから簡単に発病してしまいます。例えば肺炎になる、そして薬が効かないということで致命的な状況にまで落ちてしまいます。別の言い方をしますと、それほどの厳しい治療を受けたということになりますが、残念ながらもうこれ以上の治療はかえって本人にとってまずいということで、治療中止、すなわち病気を持ったままで彼女は退院することになりました。

休み休みどうにか小・中学校に通ったようですが、残っていた腫瘍がだんだん大きくなり、脊椎骨にも転移して、かなりの痛みが生じました。そして、私たちの病院に入院することになったのが、一六歳のときでした。

当初から一つ大きな問題に直面しました。彼女は八歳と九歳のときに神経芽細胞腫というがんになったということは百も承知でしたが、あの厳しい治療によって治ったと思っていました。どういうことかといいますと、それまでの主治医、それからご両親も、もうせつなくて忍びなくて、本当のことを彼女に伝えられなかったということです。今でも時々見られるケースです。しかし、私たちの目から見ますと明らかに末期状態です。すなわち、彼女の認識と彼女の置かれている現状、実情との間に大きなギャップがあります。腰の痛みの治療で入ってきたのだから、痛みが治ったら自分は退院できると彼女は思っています。私たちの目から見ますと、あと数カ月なのです。これまでの経験から、やはり病状をある程度説明するということは避けて通れません。ご両親にその旨をお話ししたら、もう先生方にお任せします、よろしく、ということになりました。

そして、入院して一週間ぐらい、ある程度関係づくりをした上で、病室を訪ねました。彼女がおり、お母様がおり、そして私がナースを一人伴って、「Aさん、神経芽細胞腫ということで大変苦しい治療を受けたんだけれども、腫瘍が……」と、そこまで来たときに彼女はぴんときました。今でもそのときのことを決して忘れることはありません。もう途端に、全身わなわながたがたです。「先生、再発ですか。私、この病院で死ぬの？　怖い怖い」と言って、号泣、慟哭《どうこく》。こんな言葉でも十分表現できないような動揺、ショックです。

当然、説明を続けるわけにはいかないので、私は、肩をさすりながら、しばらく彼女が落ち着くのを待ちました。「残念だけど再発した。これからまた手術をするとか、抗がん剤の治療をするというのは無理なんだけど……」と。そうするとしばらくして彼女は、「抗がん剤の治療はもうごめん」と。そしてやおら話し出したのを聞いて、私も唖然としました。八歳、九歳のときのあの厳しい治療、そのために髪の毛が完全に抜けてしまった。いわゆる坊主頭のようになってしまった。その結果どのようなことが起こったかといいますと、物心ついたばかりの八歳の女の子が男の子と間違えられるようになった。これが彼女にとって深い心の傷、トラウマになりました。ですから、一六歳になったこのときでも、そのときのことを思い出すたびに身震いすると。そういうことを彼女はぽつりぽつりと話し出したのです。最後にはしかし、けなげに、「頑張って元気になる」と言いました。

一応、私としては、再発をしたという話をしました。そして、病気を治す積極的な治療というのは残念だけどないということまで話しました。ところが、その説明を聞いた彼女がそれからどうなったかといいますと、病室に行くたびに、「先生、死ぬの、死なないの？」「治るの、治らないの？」「復学できるの、できないの？」です。これは理論的にも言われていますが、重大な悪いニュースを聞いた患者さんの気持ちというのは、一回や二回説明を受けたということで、「そうか、私、死ぬのか。じゃあ、これからどういうふうに悔いなく生きていけばいいか」と、そのようにスイッチを切り替えられるものではないのです。ましてや一六歳。この質問が繰り返し、私だけでなくてナースにも向けられます。「死ぬの？」と聞かれて、「死ぬ」と言うのは、やはりちょっと言いにくいです。「死なない」と言うのはうそをつくことになりますから、何か私たちがその質問のたびに追い詰められているような、そんな状況が続きました。

当然、私たちの応答、答えが彼女を満足させることはないので、やがてこういうことになりました。「私、死ぬんですか。誰も『死なない』と言ってくれない。うそでもいいから『死なない』と言って」と言うのですね。正直なところ、本当にきつかったです。

私たちは、そのころ一日何回彼女のためにミーティングしたかわかりません。基本的な原則として、まず一つ、絶対にうそをつかない、二つ目は、できるだけ真摯《しんし》に接していく、ということを確認しました。その結果、「Aさん、残念だけど、『死なない』とは言えない」。何か私が白状させられたような気持ちです。しかも、こういう言葉は医者として本当に重たい、つらい言葉ですね。しかし二言目に、「しかしAさん、あなたに死んでほしくない」と言いました。これは考えたら、医者としてではなくて、何か彼女の父親のような気持ちだったかなと思います。「だから、みんなでいろいろ考えて、できる限りお世話するよ」と言いました。

でも、これを聞いた彼女が、先生ありがとう、よろしくお願いします、と言ったわけではありません。それからも続くのです。「死ぬんですか、死なないんですか」「治るんですか、治らないんですか」。それが二、三週間続いたある日、病室で話していると、会話がちょっと途切れました。そのときに彼女がひょこっと、「先生、もし死ぬんだったら」と言ったのです。初めてでしたね。「もし死ぬんだったら、その前に一つしたいことがある」と。私は男性ですし、彼女の年、一六歳ではありませんし、一六歳のこの彼女が死を前提に何を考えているんだろうと、ちょっと戸惑いました。そして、ちょっぴり恥ずかしそうにこう言いました。「死ぬ前に一度、ウエディングドレスを着たい」と。

ご両親と相談しました。そして、Aさんのおばさんにあたる人、お母様の妹さんが大分で美容師をしておられるということで、そこに行くことになりました。当然お母さんはついて行きましたし、担当ナースもついて行きました。そして、色違いの何着かのドレスを着て、写真を撮りました。数枚の写真が病室の壁に飾ってありました。この写真を撮ったから死んでもいいというわけではない。しかし、万が一死ぬのかもしれない、そういう気持ちからできた写真ということになります。

私もホスピスに携わるようになって三十年ちょっとになりますので、この間の患者さんとのかかわりを三冊の本にして、いのちのことば社から出しています。二冊目の『癒し癒されて——栄光病院ホスピスの実録』(いのちのことば社フォレストブックス、二〇〇三年)を出すときに、彼女が亡くなって一年ぐらいのときでしたが、ご両親のお許しをいただいて、その写真を本の表紙に使わせていただきました(図1)。

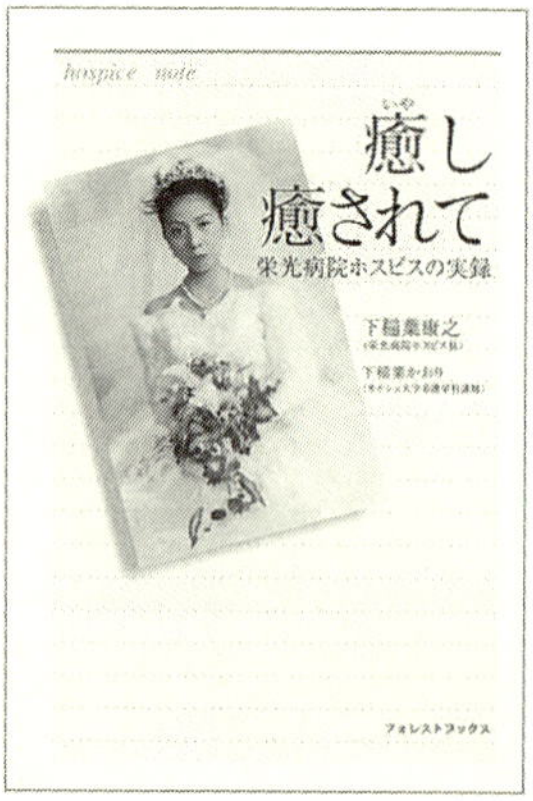

図1

「このアルバムは、娘がいのちをかけて家族に残してくれた宝物だと思っております」。これは、この写真について、その本の中でお父様が書いてくださっている文章です。

病棟ではいろいろなイベントを行いますが、クリスマスに次いで大きなイベントはお花見です。お花見の終わりに、「皆さんの中でナースキャップをかぶりたい人、誰かいますか」と聞いたら、彼女が細い腕を挙げたので、担当ナースのキャップをかぶりました。ひょっとしたら白衣も着たいのではないかと、看護師が着ている予防衣を着て、ナーススタイルになりました。それが彼女の最後の写真になりました。

私にとって、Aさんとのかかわりの中でいま一つ踏み込めない領域がありました。いま一つ不完全燃焼という要素がありました。彼女は再発してだんだん病状が進んでいることはもう百も承知です。体もきつくなり、食欲も落ちます。痛み止めもいろいろなものを併用しながらコントロールしています。先週できたことが今週はできない、昨日できたことが今日は無理になってきます。だんだん死が近づいているというのはもう承知です。私は医者としてその事実を承知しています。承知した者同士ですけれども、「Aさん、あなたが死んでも」と、一般的な死ではなくて、「あなたが死んでも」と、すなわち患者さんが死ぬということを前提に会話を交わすということにためらいがありました、これまでいろいろな経験をしてきましたから。しかしながら、患者さんの死を前提にして話ができる、そこまで絆が深くなる、そのときには、本人も家族も私たちスタッフにとっても、本当に風通しのいい、屈託ない会話が交わされることになります。

そのことがまだ彼女とできていませんでしたが、ある日、病室にいるときに、お母様が、「先生、この子は小学校一年のときに聖書を読んだことがあって」という話をなさいました。「ああ、Aさん、聖書を読んだことがあったか」と。それから、「Aさん、賛美歌を歌っていいかな」と歌い始めますと、「先生、すてき。もう一回歌って」と。そうこうするうちに一緒に歌うようになりました。「忘れないで　いつもイエス様は　君のことを　みつめている　だからいつも　絶やさないで　胸の中のほほえみを」（山内修一作詞・作曲「忘れないで」[1]）。

「寂しいよね、Aさん。寂しいときは寂しんでいいんだよ。こっちからイエス様は見えないけれど、イエス様はいつも君のことを心配して心にとめていてくださる。もしあなたがイエス様におすがりすれば、死んでもイエス様が天国に迎えてくれる。実は僕もそう信じているクリスチャンだよ」と。そんな話が始まり、「あなたが死んでも、イエス様が」という言葉が出ました。彼女の心といいますか気持ちが次第に穏やかになり、それこそ明るくなってきました。当然のこととはいえ、お母様のお喜びはことのほかでした。そうして、一七歳の誕生日を前に短い生涯を終えました。

ご両親が、家に帰って、ふと彼女の机の引き出しに一通の手紙があるということに気づかれました。

彼女は結果的に三カ月ぐらいの在院日数でしたが、その間に三回ほど外泊をしています。多分、そのときのどこかで書いたのでしょう。「私が死んだら、私の葬儀はキリスト教式でしてほしい」と。びっくりしたお父様から私どもの病院のほうに電話がありました。亡くなられたのは月曜日で、ちょうどその年の受難週でした。その次の日曜日はイースター。そこにご家族の方々も一緒に集っていただき、彼女の遺影を前にして召天記念式を行いました。

まず一人目の患者さんをご紹介しました。患者さんの置かれている状況にはいろいろと深刻な問題がありますが、最終的にどなたも避けて通れない問題は死の問題です。これは、誰かほかの人の死とか、いつか死ぬだろうということではなくて、まさに私、あえて言うと第一人称の死、しかもこれが日々刻々と近づいてくるということを患者さんは体で感じるわけです。この問題にホスピスとしてどのように向き合うかということは、最終的に一番大事な大きなテーマだということを実感しました。

■ホスピスとは何か

ここでちょっと、ホスピスとは何であるかを、見てみましょう。

図2はもうちょっと古くなりましたが、全米ホスピス協会の定義です。(2) 図3はWHO（世界保健機

ホスピスとは、

末期患者と**その家族**を、**家**や**入院体制**のなかで
医学的に管理するとともに
看護を主体とした継続的プログラムを持って
支えていこうというもので
さまざまな職種の専門家で組まれた**チーム**が
ホスピスの目的のために行動する
その主な役割は、末期ゆえに生じる症状
（患者や家族の**身体的・精神的・社会的・宗教的・**
経済的な痛み）を軽減し、支え励ますこと

（全米ホスピス協会、2002年。強調は筆者による）

図2　ホスピスの定義

関）が二〇〇二年に出した緩和ケアについての定義[3]です。

どういう特徴があるかといいますと、図4もよく緩和ケア関係の本に出てくるチャート[4]ですが、自分の死が間近に迫っている方々には大きくこの四つの痛みがあるということです。まず身体的苦痛。そして次に精神的苦痛、これはメンタルペイン、心の痛みです。ここに書いてある、不安、いら立ち、孤独、おそれ、うつ、怒り。これは皆さんそれぞれに程度の差こそあれ、いろいろ経験しておられるでしょう。しかしながら、末期状態にある方々の例えば孤独感、疎外感というのは、それを経験した者でないととてもわからない性質のものだと、私はしみじみ感じています。

そして、社会的苦痛。仕事ができなくなるとなれば経済的な問題もありますが、この中で私が一番大きな問題と感じているのが、人間関係が脅《おびや》かされて、ほどなく絶たれようとしているということです。男性の患

緩和ケアとは、生命を脅かす疾患による問題に直面している患者とその家族に対して、疾患の痛み、身体的問題、心理社会的問題、スピリチュアルな問題に関して、早期よりきちんとした評価を行い、それが障害とならないように予防したり、対処することで、クオリティ・オブ・ライフを改善するためのアプローチである。

（WHO、2002年）

図 3　緩和ケアの定義

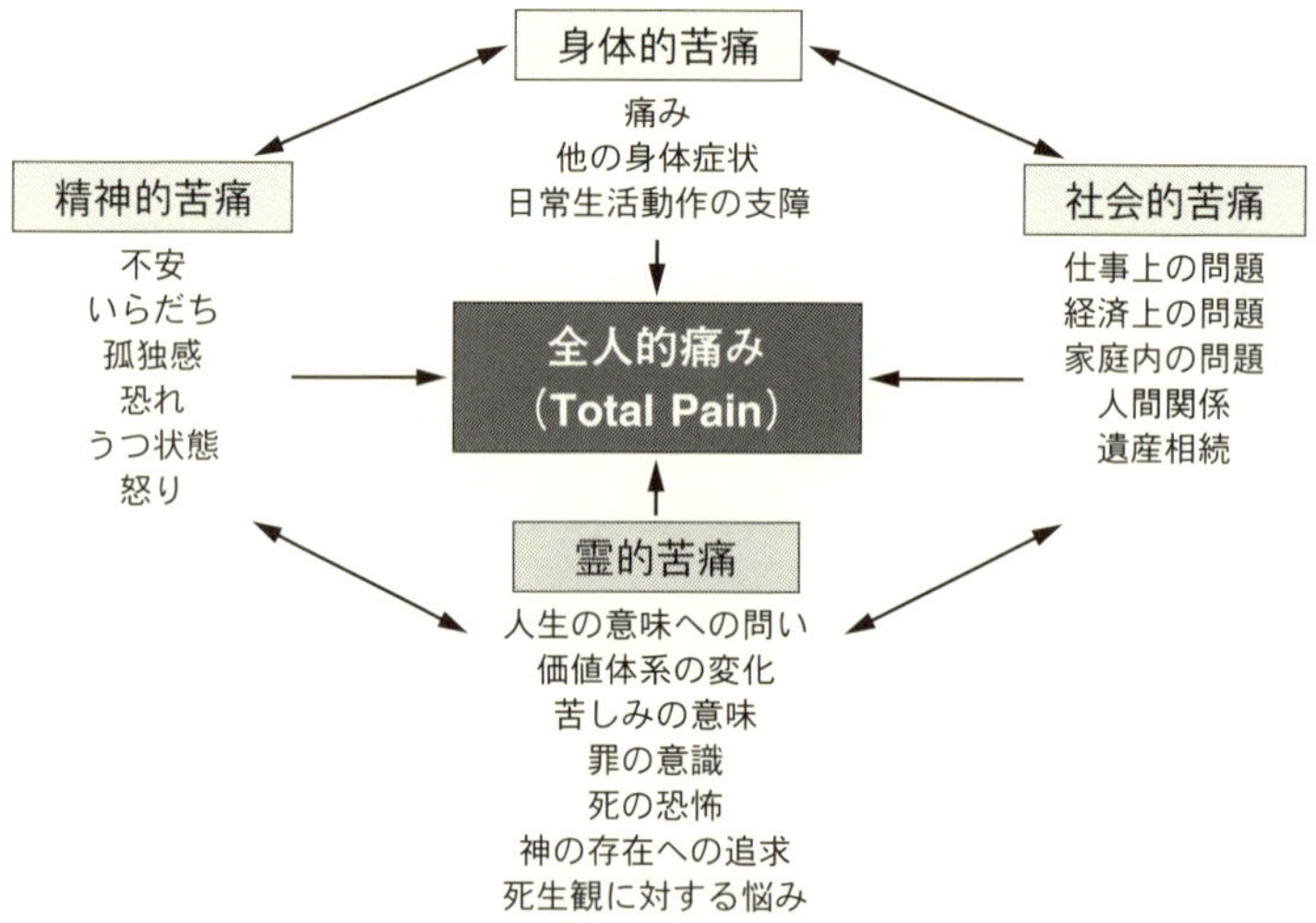

（淀川キリスト教病院ホスピス編
『ターミナルケアマニュアル』より）

図 4　全人的理解

者さんでしたらしばしば、ご主人であり父親です。そのそばに奥様がおられ、子供たちがいます。この患者さんが余命三カ月ということは、三カ月後に夫婦、親子の関係が壊れる、絶たれるということです。私たち人間というのは社会的な存在です。誰も、一人で生まれてきて一人で生きていません。いろいろな関係を持ちながら生きているわけです。その関係が脅かされるのです。家族の関係というのは、その私たちが持っている人間関係の中で最も親密な基本的な関係でしょう。それが脅かされているという痛みです。

そしていよいよですが、霊的苦痛。スピリチュアルを霊的と訳したので、「霊的苦痛」と書いてありましたが、もう十数年前から「スピリチュアルペイン」と片仮名であらわされるようになりました。スピリチュアルペインというのは、自分の死に向き合うということによって起こる魂の痛みと言えましょうか。今までは全部、死は三人称でしたね、彼、彼女が亡くなった。ひょっとして二人称だったかもしれませんね。ちょっと差しさわりがあるかもしれませんが、自分の主人が亡くなった、奥様が亡くなったというのは、私とあなたという関係ですね。しかし、このスピリチュアルペインというのは、私の死に向き合う、ほかならぬ私に起きることです。これは三人称、二人称とはまったく質的に違った苦痛、痛みを引き起こします。

このような四つの痛みを、末期がんの患者さん、末期状態にある方々、その家族はあわせ持っているという理解が、この「全人的苦痛（トータルペイン）」の理解です。

これに私なりにつけ加えますと、図5のようになります。左が四つの痛みですね。それぞれの四つ

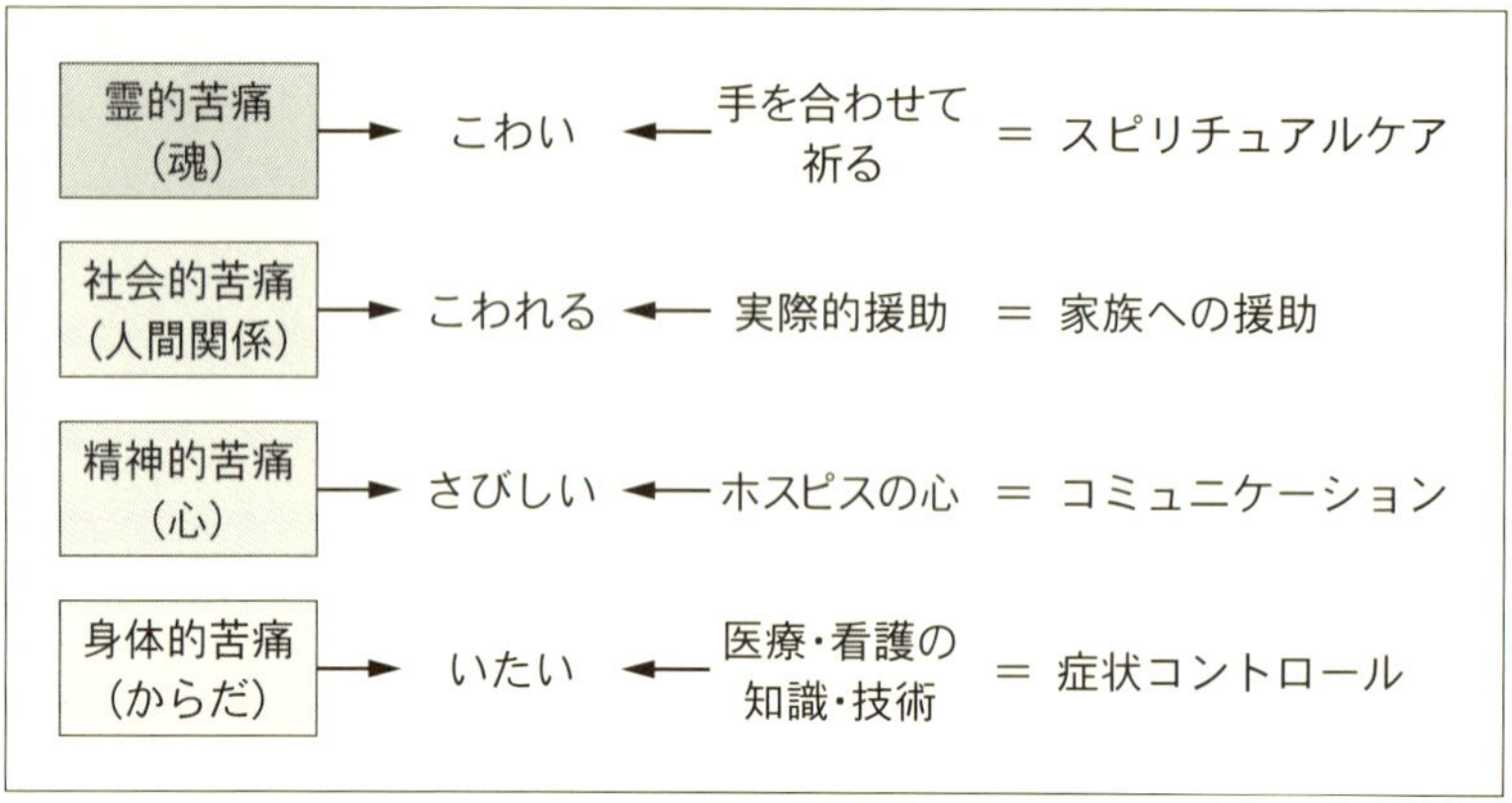

図5　全人的理解・全人的ケア

の痛みに対して、右のように対応します。下からですが、身体的苦痛には症状コントロールを。体の痛い、きついということはきちんとコントロールします。

精神的苦痛の寂しい心、これはどうするか。ホスピスという言葉は、ラテン語のホスピティウム（hospitium）から派生してきました。ホスピス、そしてホスピタルも一緒ですね。そのホスピティウムという言葉には「温かいもてなし」という意味があります。おわかりのとおりに、このホスピス、ホスピタルからホスピタブル、ホスピタリティーが派生。最近、「お・も・て・な・し」がちょっと話題になっていますが、温かいもてなしという言葉を考えてください。病気を温かくもてなすとは言いません。温かくもてなす対象は人です。その心です。ですから、ホスピスであろうとホスピタルであろうと、語源的にいえば、人を診るのであって、病気を診るのではない。人とのかかわり、人に対するケアが、本来はその目的だったのです。

それであらためて、ホスピスの心は何であるか。「どうにかしてお役に立ちたい」、「どうにかしてその苦痛、苦悩を共有させていただきたい」。「できないことがたくさんあるけれども、できることを精いっぱいお手伝いさせていただきたい」。そういう心のコミュニケーション、この要素はホスピスに限りませんが、ホスピスにおいてはひときわ大事だと、そう思っています。

そして先ほど触れました、社会的苦痛というのは、夫婦、親子の関係が壊れることによって引き起こされます。家族へのケアというのはホスピスケアの一つの大きな特徴です。先ほどの全米ホスピス協会の定義の冒頭にどうありましたでしょうか。「末期患者とその家族」とありました。ついでに家族をサポートするのではないのです。患者さんは単に身体的に病める患者ではなく、社会人であり、家庭人です。父親であり、子であるのです。そういう意味において、家族の援助の必要性がここにあります。

そして、スピリチュアルペインですね。素朴に「こわい」と書きました。必ずしも怖いという言葉だけではありません。場合によっては言葉に出ない、出せない、それぐらいに深く押しつぶされている、そういう状況の方々も決して少なくありません。「手を合わせて祈る」と、ここに書きましたが、私が事ごとに患者さんの前で手を合わせて祈るという意味ではありません。

私は、まずドクターとして患者さんに接します。どうにかしていい友達になりたいという気持ちでコミュニケーションに心がけます。その結果、自然と会話が発展していくということになります。あえて「心の姿勢」と言ってよいかと思います。できないことが多過ぎます。何をしていいかわからな

死に対峙している患者とその家族の
「いのちの質の向上を目指す全人的ケア」をモットーに
症状コントロール・コミュニケーションを基軸に
家族への援助を行いつつ
スピリチュアルケアを目指す

＊しっかりとした症状コントロール
＊ホスピスの心を持ち、親密なコミュニケーション
＊死別を踏まえて、患者・家族が屈託のないかかわりを持つことができるように援助する
＊キリスト信仰を中軸に、愛し仕える積極的援助としてのスピリチュアルケア

図６　栄光病院　ホスピスの基本理念

いこともしばしばです。そんなときにおのずと、「神様、私にはこの方の状況がわかりません。しかし、あなたはご存じです。どうぞ、あなたが慰め支えてください」、そういう祈りの心になります。そのような心の姿勢でなされるケアがスピリチュアルケアです。

私たち栄光病院のホスピスは、先ほど申し上げたような年月を重ね、図６のようなケアを目指そうとしています。しっかりとした症状コントロールに始まり、ホスピスの心を持った親密なコミュニケーション、死別を踏まえて患者・家族が屈託のないかかわりを持つことができるように援助する、家族へのケア。キリスト信仰を中軸に、愛し仕える積極的援助としてのスピリチュアルケア、これを果たしていこう、こういうことを実践してきました。

スピリチュアルケアとは

スピリチュアルペインとは

「自分の死に対峙している、
ひとりの人間としての
根源的苦悩である」（下稲葉）

失敗や後悔の念、罪責感、疎外感、
死に向かう中で生きる意義や価値の喪失感、
死への不安、死後の世界への恐怖など

図7　スピリチュアルペインとは

スピリチュアルペインに対応するのがスピリチュアルケアですが、では、スピリチュアルペインというのは一体何なのか。図7は私なりに、私が患者さんにかかわった経験からできるだけ素朴にと思ってまとめたものです。言葉が少し難しくなりましたが、患者さんは自分の死に向き合っておられます。そこからスピリチュアルペインは発生してきます。一人の人間としてであって、患者としてではないのです。一人の人間としての根源的苦悩、そう書きました。その例として、下にいろいろ挙げました。

私は、スピリチュアルペインとかスピリチュアルケアということの定義は、そこに百人おられると百通りの定義があると思っています。どれが正しいとかどれが間違っているということではないとも思っています。ですから、これからお話しすることは、私自身の経験、そして私自身が教えられたこ

スピリチュアルケアは

（1）　コミュニケーションによる
　　　精神的援助を含むが、同一ではない

（2）　カウンセリングによる
　　　心理的援助を含むが、同一ではない

（3）　宗教的援助を含むが、同一ではない
　　　と同時に、
　　その中軸に宗教的援助を含むべきである

図8　スピリチュアルケア

と、そういうことだとご理解いただければと思います。図8にまとめました。

まず、（1）精神的な援助を含むが、スピリチュアルケアと精神的援助は同一ではない。（2）心理的な援助とも同一ではない。（3）宗教的援助を含むが、スピリチュアルケアイコール宗教的援助でもない。ただし、「と同時に」という言葉を私はつけました。その中軸に宗教的援助を含むべきであると。これにはいろいろご意見があろうかと思います。後ほどお聞かせいただければと思いますが。これは私自身が末期がんの患者さんたちに接して、本当にご本人もご家族も私たちもいろいろあったけれども、しかしながらその生涯を全うしていただいたよなと、涙の中にもある種の感動を伴うようなケア、看取りを振り返ってみると、必ず宗教的援助の要素がその土台にあったと、そのように経験しているからです。

スピリチュアルケアとは

自分の死に対峙し、脅える
（スピリチュアルペインを持つ）魂に対し、
しっかりとした**宗教的支柱**を中軸に
愛し仕える**ホスピスの心**を持って
積極的にかかわる援助と言える

ホスピスの**全人的ケアを締めくくる大切な援助**

図9　スピリチュアルケアの定義

それではスピリチュアルケアはどういうことになるかというと、図9は先ほど図6で触れたことにプラスアルファがついています。一応このように私自身は考えています。「自分の死に対峙し」、向き合っているわけですね。もう右にも左にも避けられませんし、バックもできない。「脅《おび》える」すなわちスピリチュアルペインを持っている「魂に対して、しっかりとした宗教的支柱を中軸に、愛し仕えるホスピスの心を持って積極的にかかわる援助である」、このように私は定義させていただいております。そして、四つのケアによって成り立つと先ほど申し上げました。身体的な症状のコントロール、コミュニケーション、そして家族への援助、そしてスピリチュアルケア。これが全人的ケアであると。「ホスピスの全人的ケアを締めくくる大切な援助がスピリチュアルケアである」と、考えております。

スピリチュアルケアの実践

今申し上げたようなスピリチュアルケアというのは、では具体的にどのような要素を持ち、どのように果たしていけるかということについて、三つの柱を挙げます。

まず（1）は、しっかりとしたコミュニケーションに基づくケア、これは不可欠です。患者さん、ご家族とのコミュニケーションですね。これが深ければ、確かであれば、しっかりとした土台ができる。これなしには頑丈な建物は建てられないということです。（2）は、場合によっては、専門的なカウンセラーによるカウンセリングが必要。この要素も決して無視できません。そして最後に、（3）宗教的援助を支柱とするケア。スピリチュアルケアというものは、この三つのレベル、段階で組み立てることができると考えています。

しっかりとしたコミュニケーションに基づくケア

まず、（1）の、「しっかりとしたコミュニケーションに基づくケア」についてお話しします（図10）。ホスピスケアの基本というのは、今申し上げましたように、コミュニケーション抜きにして考えられない。どういうことかといいますと、私が末期がんの患者さんに向き合うときに医者としてできる

しっかりとしたコミュニケーションに基づくケア

しっかりとしたコミュニケーションは
　ホスピスケアの基本であり
　その成否を決める鍵でもあり
　そしてまた　スピリチュアルケアに至る
　　　　不可欠な条件である

コミュニケーションが成せる役割は大きいと言える

図10　スピリチュアルケアの実践の柱（1）

ことは、症状コントロールということになりますね。いかに痛み、苦しみ、あるいはだるさ、きつさ、それをコントロールして差し上げられるかということになります。すなわち、人間としてのAさんではなくて、病気を持っている患者さんとしてのAさんに向き合う。このときは確かに私はドクターです。しかし、次のコミュニケーションというレベルになると、医者であろうが誰であろうが、職種によって難しいとか簡単だとかということには決してなりません。

そして、私がどんなに仮に名医であっても、末期がんの患者さんの前に立つと本当に無力な医者です。すなわち、余命一カ月でしょうねという話はしても、その事実をどうすることもできない。ですから、このAさんに本当に悔いのない一カ月を過ごしていただくためには、Aさんの持つ苦痛を共有する、すなわちコミュニケーションをとるという、このことが不可欠な要素になります。したがって、コミュニケーションが成せる役割は大きいと言えます。まず、コミュニケーションがケアの成否を決定するという位置づけにあるということを確認する必要があろうかと思います。

コミュニケーションのレベル向上のために

では、そのコミュニケーションのレベル向上のためにはどうしたらよいでしょうか。図11にまとめてみました。

①人が人にかかわるコミュニケーションが基本

これは今申し上げたようなことです。そして、先ほど触れた温かいもてなしです。ホスピスの語源のホスピティウムという単語には「温かいもてなし」という意味がある。すなわち、医者と患者ではなくて、人間と人間、心と心のかかわりがホスピスやホスピタル（病院）における患者さんとの基本的なかかわりだということを、まずスタッフが自覚するということになります。

②モチベーション（動機づけ）となる「深くあわれむ」心を涵養する

すなわち、スタッフがどういうふうな動機、モチベーションを持っているかによって、患者さん、家族とのかかわりというのが積極的であったりそうでなかったりするということを経験してきました。この「深くあわれむ」という言葉ですが、聖書の中にあります。マルコによる福音書一章四〇—四一節からです。ちょっと古い訳で失礼します。「ひとりのらい病人が、イエスのみもとにお願いに来て、ひざまずいて言った。『お心一つで、私はきよくしていただけます。』イエスは深くあわれみ、手

①ホスピスは、人が人にかかわる
コミュニケーションを基本とするケアである
hospitium（温かいもてなし） → hospice

②コミュニケーションを促す**「深くあわれむ」心**を涵養する
σπλαγχνίζομαι（スプランクニゾマイ）
そのモチベーション（動機づけ）は
きわめて肝要である

③コミュニケーションは決して　理解する・援助する手段
としての一方的なものではなく、
双方向性という特徴がある
ここに「癒やし癒やされる」根拠がある

④人生の経験という観点からは、
患者が先輩であるとの認識に立ち、
しっかりと寄り添うかかわりを築き上げる

⑤コミュニケーションの最終的な場は
患者と家族間であり、スタッフはこの両者が
死別を前提にしっかりと向き合えるように
サポートする

⑥コミュニケーションが成ると
患者は「ありがとう」と、家族は涙しながらも安堵し
スタッフは空しい敗北感から解放され
達成感がある

図11　コミュニケーションレベルの向上のためのポイント

を伸ばして、彼にさわって言われた。『わたしの心だ。きよくなれ。』」（新改訳）。村八分にされていた方々ですよね。しかし、そのうちの一人がイエス様のところに駆け寄って、ひざまずいて、「お心一つで、私はきよくしていただけます」と。そのときに「イエスは深くあわれみ」と書いてあります。この箇所はギリシャ語で一つの動詞です。スプランクニゾマイ（σπλαγχνίζομαι）、深く憐れむというふうに日本語に訳されています。このスプランクニゾマイという言葉の語幹のスプランクノンには内臓という意味があります。かつて内臓には、愛情、憐れみなど感情の座があると考えられていたところから、心、憐れむとか慈悲という意味に転じていきます。それで、スプランクニゾマイという動詞が「憐れむ」と訳されているのです。

　これを見て考えることは、イエス様を行動に駆り立てたその思いというのはどこから出てきたかということです。内臓です。イエス様ご自身の内臓が揺り動かされた。「断腸の思い」という言葉がありますね。腸を断つと書きます。これもやはり内臓に感情の座があるということに通ずる表現かなと思います。すなわち、腹の底から湧き出す憐れみ、それがイエス様をして動かしたのですね。これが、「イエスは深くあわれみ」という言葉の意味のようです。それで立ち止まって手を伸ばして、彼にさわられた。さわると汚《けが》れると言われていた時代ですから、イエス様の周りにいた大勢の群衆は息をのんだと思います。

　この言葉をあえて引き合いに出したのは、コミュニケーションということについて具体的に考えるときに、患者さんとどのようにかかわりを持つかという私たちの心の座、これが何であるか、どうであるか、ということがものすごく大事だと思うからです。すなわち、ちょっとさめた言い方をすると、いくらコミュニケーションの大事さを理解した、あるいは勉強したということであっても、それが私たちの知識にとどまる以上は、やはり動かされない。もしその思いが、腹の底から出た、どうにかしてさしあげたい、どうにかすべきだというものであれば、一度ではなく二度、三度、患者さんのところにスタッフの足を運ばせるのです。そういう意味において、深く憐れむという、そういう心の姿がやはりコミュニケーションを向上させる大事な一つのポイントになると考えています。

③双方向性という特徴がある

これは私がホスピスに入って一年半ほどしてだんだんと教えられてきたことでした。コミュニケーションといったときに普通どのように理解するでしょうか。これは理解するとか援助する手段というように一般的には考えられていると思います。スタッフが患者さん、ご家族の気持ちを理解する、理解に基づいて力に応じて必要な援助を差し上げる。このようにコミュニケーションは理解されていないでしょうか。

しかし、私自身の本当にありがたい経験からわかったことですけれども、ここには双方向性という特徴があります。双方向というのは、こちらから理解する、こちらから援助するという一方向ではなく、向こうから返ってくる。これはなにもホスピスだけではないと思いますが、このときにホスピスにおけるコミュニケーションが成立するのです。すなわち、私が理解するとか、私が何かをして差し上げるという一方通行のコミュニケーションだけでは、まだ不十分なのです。これはまた後ほど触れさせていただきます。

④患者さんが先輩である

これも本当に私が患者さんを通して教えられたことでした。人生の経験という面からいうと患者さんが先輩であるということです。

私もちょっとした小さな手術を二回ほど受けました。しかし、幸いにしてがんではありませんでした。すなわち、私はがんになった経験がない。皆さんはどうでしょうか。ひょっとして皆さんの中に、「いや、実は」「私は」、という方がここにおられるかもしれません。私はこうした場に呼ばれてこんなふうにちょっと偉そうに話をしていますが、人生の経験という面から見ると、がんの治療を受けているという方がおられるとすると、その方は私の先輩なのです。仮に私よりも年が若くても。

ホスピスにかかわって一年半、ある患者さんを前にして、天からのひらめきのように、「ああ、患者さんが先輩だ」という現実をまざまざと、認識させられました。後輩が先輩を理解するというのはなかなか難しいですよね。子供が親を理解するのは難しい。特に反抗期の中学、高校生ぐらいだったら難しい。しかしながら、その後輩である息子たちが大人になって結婚して子供を育てる代になり、親としての立場に立つと、初めて親としての、それは苦労だけではないですけれども、苦労を経験し、理解することになります。

患者さんが先輩です。私はがんになった経験がない。かなりきつい、厳しいと言われる抗がん剤の治療を受けた経験もない。そして、ドクターから「下稲葉さん、もうこれ以上の治療はできません」

と言われた末期状態を経験したことがない。当然ですけれども、死んだ経験がないです。ところが私が相対している患者さん方というのは、末期状態まで含めてずっともう経験しているわけですね。白衣を着て、いろいろ説明をして、何か援助しようとして立っている私ではありますけれど、「ああ、人生の経験という面から見たら患者さんが先輩だな」と。これはずっしりとのしかかりましたし、基本的に今もその気持ちは変わりません。

私どものホスピス病棟で働いていた看護スタッフ自身が、がんになりました。腎臓がんでした。腎臓は二つあります。一方を取りました。インターフェロンの治療も受けました。あるとき、そのスタッフとその話をしているときに、スタッフがしみじみと言った言葉は今も忘れることができません。「先生、がんになってみて初めてわかることがあまりにも多過ぎる」。ホスピス病棟でナースとして一生懸命お世話をしていたんです。しかし、患者さんの状態とか気持ちとかを含めて、「何にもわかっていなかった」と。それで落ち込んでいました。

ですから、私が何千人何万人の人にかかわろうが、患者さんのことがよくわかる、そういう状態に達することはありえないということになります。一人の人間としての人生経験からすると、患者さんがはるかに先輩。私はその患者さんに寄り添う。患者さんがどんな状態であるかということを教えていただく。当然、適切なお手伝いはできないかもしれない。いや、できないでしょう。しかし、その心の苦悩を共有させていただくことはできる。そういう姿勢でかかわっていくべきではないかなと思っています。

⑤最終的なコミュニケーションの場は患者と家族間である

これは先ほど一度触れたことですが、ホスピス病棟におけるコミュニケーションの場として、コミュニケーションは一人でできませんから、私と患者さん、私とご家族という場があります。しかし、最終的な場は患者さんと家族間である、ということに気づいてきました。どんなに患者さんとうまくコミュニケートし、ご家族とコミュニケートしていても、そこまでであると未完成です。亡くなるご主人、残される奥さん、夫婦として死を前提に向き合う。「いろいろ迷惑かけたな。ごめんね」と。ある患者さんは、「おまえがいてくれたから俺の人生があった」としみじみおっしゃいました。これは死を前提とした夫婦の語らいということになります。

⑥達成感がもたらされる

そして、コミュニケーションが成る、代表的な言葉を挙げると、患者さんがスタッフや家族に向かっておっしゃる、「ありがとう」の言葉です。人生を締めくくる特徴的な言葉ですね。家族は涙しながらも安堵《あんど》し、スタッフはむなしい敗北感から解放され、達成感を持つ。患者さんは亡くなったけれども人生を全うした、そういうことに支えられることになろうかと思います。

コミュニケーションの場ということで今の話をまとめると、図12のようになります。患者さんとスタッフ、スタッフと患者さんという場があります。そして、家族とスタッフの場があります。しかし先ほど触れましたように、患者さんと家族というコミュニケーションの場が最終的な場です。おわか

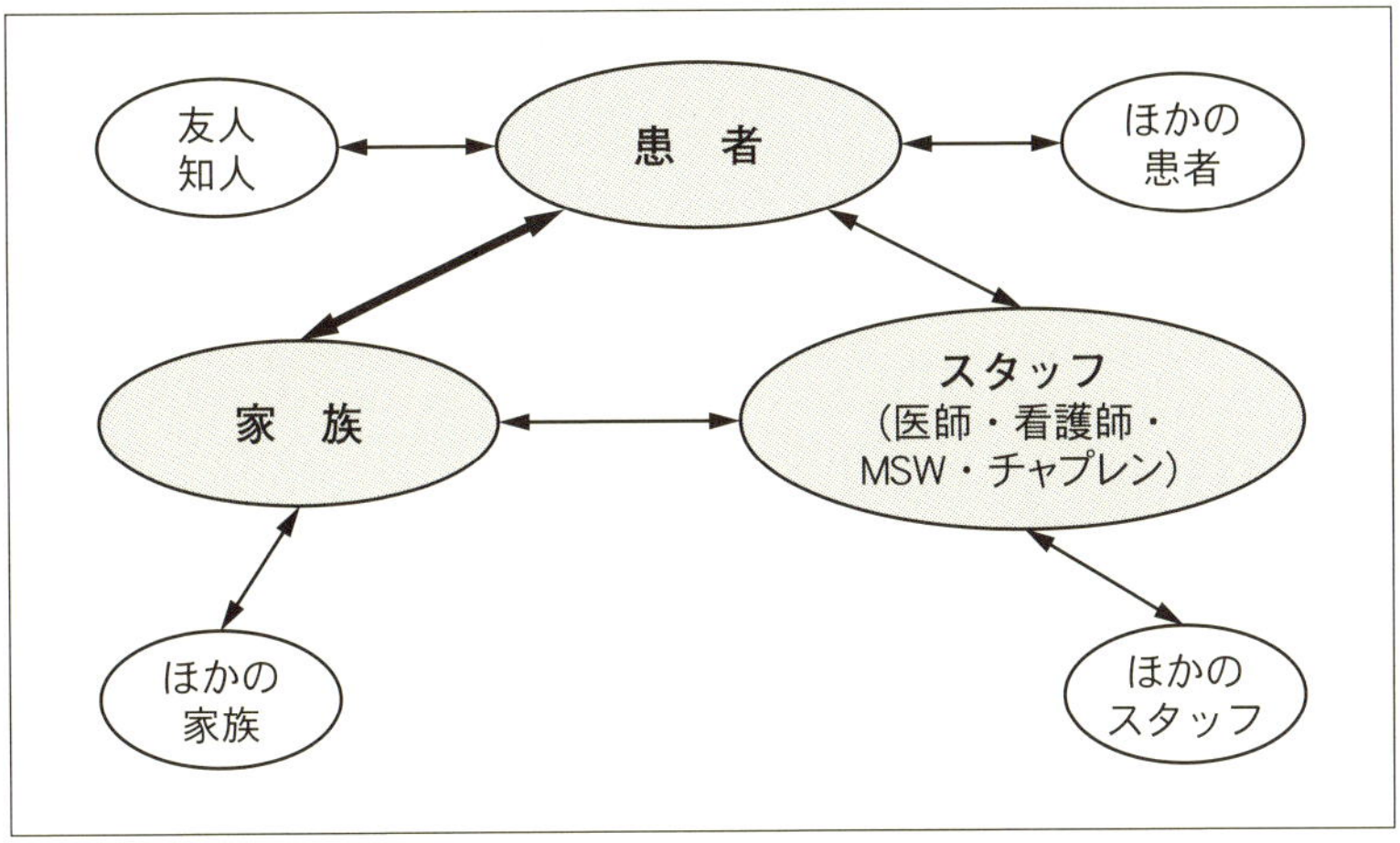

図12　コミュニケーションの場

りのとおり、この二つの間は太い双方向の矢印になっています。太いのは、強調しているという意味です。この場におけるコミュニケーションが成るように、その前提としてスタッフと患者さん、スタッフと家族とのコミュニケーションがあると言ってもよいかと思います。

最後のコミュニケーション

ここで、ある患者さんをご紹介します。臨終前夜のことでした。まだこれが最後だという認識はなかったのですが。Bさんはもう傾眠状態といって、うとうとしている状態で意識が落ちつつありました。もう夕方というよりも夜だったのですが、お伺いしました。息子さんがそばにいて、「先生が来られたよ」と。そうするとBさんはしっかり目をあけて、「ああ、先生」と、話が始まりました。そうこうするうちにお別れの挨拶が始まりました。そして、そのお別れの挨拶の最後にこういう言葉が出てきました。「先生、先生は私の最後のお友達でした」。

もし皆さんが私の代わりにその場にいて、「○○さん、あなたは私の最後のお友達だったわ」と言われたと想像してみてください。すなわちこれが、先ほど申し上げた双方向ということです。患者さんからこちらに返ってきた。

もう以前の話ですが、友人などがよく私のことを心配して、「先生、亡くなる患者さんばっかりお世話されて大変ですね」と言いました。まあ確かに、大変な要素があります。しかし、三十数年にわたってかかわってこられた秘訣をあえて言えば、こうしたかかわりにあります。これはいくらお金を出しても買えない。患者さんが素晴らしいすてきな財産をたくさん残してくださっています。それが私の心を励まし、モチベーションを高め、そして次の患者さんに私を誘うのです。

私が自分のありったけの力を、頑張るぞという努力を傾けて患者さんにかかわり続けるとすれば、いくら私でも燃え尽きてしまいます。登院拒否になりますね。朝から頭に布団をひっかぶって病院には行かん、ということになったかもしれません。しかし、そういうことにならなかった秘訣は、このBさんの例だけでもそうですが、このような言葉に尽くせないほどの感情的なかかわりを持たせていただいたからです。二冊目の本の題が『癒し癒されて』なのですが、癒やされてきたのです。それがまた患者さんにかかわる原動力になったということです。

男性患者のCさんが結婚記念日を迎えました。息子さんたちがご両親に貸し衣装を準備され、ちょっとしゃれたお花で部屋を飾りました。そしてCさんがなくしておられた結婚指輪を、息子さんたちがこの日のために準備しました。三十一回目の結婚記念日でした。

私はもうかなり前から、ご夫婦の結婚生活の完結ということを願って、このようなお祝いの場でチャンスを狙いながら、一つの問いかけをしてきました。それで、「Cさん、奥さんのケイコさんを愛していますか」と聞きました。これは下準備を何にもしていません。前もってご主人のところに行って、私がこんな質問をするからしっかり答えてくださいよ、なんて言っていません。突然です。ご主人の立場で考えるとまったく寝耳に水の問いかけです。今まで何百人の方に聞いてきたかわかりません。

すると、Cさんは、「奥さんのケイコさんを愛していますか」という私の問いかけに、ゆっくりと奥さんのほうを見やりながら、「とても、とても、とても、愛しています」と。これを聞いた外野席、息子、娘さんたちは一瞬しーんとなりました。その次の瞬間、もうやんやの拍手大喝采です。「おやじがおふくろに愛しているって言った。こんなこと、聞いたことがない。しかも、『とても、とても、とても愛しています』って、三回もとてもと言った」。それを聞いた奥さんは涙をぽろぽろ流しながら、「残り少ない日々、悔いなく生きていきたいと思います」と挨拶されました。

私の突然の質問にもかかわらず、どうしてこういう答えが出てきたのか。この人一人だったら、たまたまこうだったと言えるでしょう。しかし先ほど言いましたが、もう五、六百人の男性の方々に聞いてきたのです。私の質問にまともに答えてくれなかった方はほんの二、三人なんです。ということは、ご主人もそんなに長くは生きられないということを体で感じています。そうすると、人間、例えば明日がないとか来週がない、ひょっとしてこれが最後といった状況に置かれると、ほとんどの人が立ちどまって今までの人生を振り返るのです。

私たちの間で使われる言葉にライフレビュー（life review）という言葉があります。ライフは人生、レビューは振り返る。人生を回顧するという意味です。三十一年間の結婚生活を、ご主人はすでに振り返っているのです。そういう心理状態であるところに私が「愛していますか」と聞くものですから、ほとんどの方々がちょっと照れながら、ちょっとカッコつけながら答えてくれます。ある患者さんは、私に「**I love her**」とおっしゃいました。私に向かってです。奥さんは横にいるんです。「私は彼女を愛しています」と。私も病院では結構くだけていますから、「どうして **her** ですか。奥さんに向かって言ってください」と。そしたら、「**I love you**」とおっしゃった。まあ、言い方、表現はいろいろですが、みなさん答えてくれます。

この「とても、とても、とても」という言葉。三十一年間の結婚生活は毎日が順風満帆ではなかったと思います。いろいろな問題があったし、トラブルがあったかもしれません。そして、お家の一大事ということがあったかもしれませんね。そんなときに本当に頑張ってくれたね、あのときは本当に申し訳なかったねと、そういうふうな振り返りをしてあるのです。ですから、こんな予想もしない答えになったわけです。

この問いかけの話をしますと、時間が一時間ほどあっても足りないくらい、患者さんはすてきな財産を私に残してくださっていますが、残念ながら今日はお話しする時間がありません。

患者のDさんには、奥さんと娘さんがいます。患者さん方というのは、頭がしっかりしている限り、病状が進行してくると体が教えるんです。そして、考えるわけです。あとどれぐらい生きられるかと。ある日突然、ご主人であるDさんが、奥さんと娘さんに対して、「俺が死んだら」と言い出されたらしいのです。この話しかけというのは冗談で言うせりふではありません。私の理解では、Dさんはもう何日も前から考えていました。このことだけはしっかり伝えておきたい、言っておきたい。そして何度か話そうとされたと思いますが、どうもうまく話せなかったということが、これまでに何回かあったはずです。そしてこのチャンスだというときに、やっと言い出したのですね、「俺が死んだら」と。

ところが、この娘さん、それを聞いてどう反応したかというと、「お父さん、弱音吐いちゃだめ。頑張って！」と反応したわけです。気持ちはわかりますね。娘さんは頭ではわかっています、お父さんはもうそんなに長く生きられない。しかし、立派な頼りがいのあるお父さんだったと思います。何があってもしっかり対応してくれる、アドバイスをしてくれる。お父さんのイメージはかなり大きな高いものがあったと思われます。その父親が、「俺が死んだら」と。考えたくもない、聞きたくもないことを彼女は聞いたことになります。ですから、お父さんを励ますというよりも、自分の気持ちを鼓舞するために、「弱音吐いちゃだめ。頑張って」と言ってしまった。

それで、奥さんと娘さんを別の部屋にお呼びしました。「お気持ちはわかりますけども、今さら頑張ってじゃありませんよ。どちらかといったら、頑張ってきてくれてありがとうとおっしゃったほうが、お父さんと会話が続くんですが」と。しかし、娘さんは受け入れるのがなかなか難しいようでした。私も愛と忍耐を持ってご家族と会話を続けながら、Dさんのその気持ちを受けとめて対応することができるように接し続けました。

そして迎えた娘さんの誕生日です。いよいよ彼女の挨拶の番になりました。どんな挨拶をしてくれるのか、期待というよりも不安が強かった。そして、こんな挨拶になりました。「お父さんありがとう。お父さんの娘で幸せでした。お母さんのことは心配しないで」。これは口任せに言える言葉ではないですね。幾日となく考えたでしょうね。誕生日の前の日、寝られたかどうかわかりません。これは明らかに父親の死を前提にしていますでしょう。こんなことを父親が聞こうものならば、がっくりと気落ちするのではないかと心配したかもしれません。しかし、私に言わせると、そんな時期はもうとっくの昔に過ぎています。途端に、この親子、夫婦の関係がすっきりしたのです。

二週間後にDさんが亡くなります。もし彼女が前のアプローチを続けていたらどうだったでしょうか。「お父さんありがとう」と一言言いたかったけれど、言えなかった。しかしどんなに悔やんでも、お父さんはもう生き返ってきません。「お父さんありがとう」と言っても聞いてくれない。別の表現を使いますと、こうした患者さんと家族にかかわる私たちスタッフの役割がどんなに重たいかということです。

私たちはいろいろな種類のホスピスセミナーを行っています。Dさんが亡くなって半年かそのぐらいでしょう。家族の立場で娘さんに発表していただいたことがあります。そうしたら、このときの経験を、「乾いた大地に水がしみ込むように」という表現を使って、お父さんとの関係が本当に実りあるものになったという話をしてくれました。臨終前後のケアというのはものすごく大事ですね。多分、この一言で、これまでのお父さんとのややこしい関係というのが完全に清算された。そして、お父さんのことを思い起こすときに、この言葉をお父さんに伝えることができたということで、彼女も大きな慰めを得ているのではないかなと、そう思います。

コミュニケーションということで話しておりますが、やはりホスピスケアというのは、あえて言えば、スタッフの総合力がものを言います。ドクター一人で、ナース一人でできるものではない。だから、そこにどのようなチームがあるか、それがその場でなされるケアの質を決める、ということが言えるのかなと思います。

以上、コミュニケーションの例ということで話をしました。

専門的なカウンセリングによるケア

次に、スピリチュアルケアの実践の第二の柱である「専門的なカウンセリングによるケア」についてお話しします（図13）。

専門的なカウンセリングによるケア

専門的なカウンセリングによって
一般的〜複雑なグリーフに積極的にかかわる役割は
やはり大きなものがある
・可能な限り　専門家・カウンセラーの参画が望ましい
専門的なカウンセリングに
スタッフもかねての臨床経験を積むことで
エキスパート・スタッフとして
カウンセリングに参画できる
また**多職種スタッフ**のしっかりとした
チームアプローチは　多様なスピリチュアルペインを
把握し　そのケアに参加することになる

図13　スピリチュアルケアの実践の柱（2）

患者さんの気持ちを理解するためには、やはりある種のトレーニング、経験を持った方の役割というのは大きなものがあります。その意味において、「可能な限り、専門家、カウンセラーの参画が望ましい」。そのチームの中に、あるいは非常勤でも結構ですが、カウンセラーにいていただくことは望ましいことだと思います。「可能な限り」です。

と同時に、専門的なカウンセリングは専門家でないとできないかというと、必ずしもそういうことはありません。「エキスパート・スタッフ」、すなわち、円熟した、経験を積んだスタッフとしてカウンセリングに参画できるということです。これは医者だとかナースだとかではなく、カウンセリングについてそれなりに講習を受けたり勉強したり、患者さんとのかかわりを重ねたりすることによってカウンセラーとしての役割を果たすことができる、ということです。

それと、先ほどもちょっと触れましたが、いろいろな職種のスタッフがケアに参画します。私たちの病棟には、ドクター、ナースはもちろんですけれども、コメディカルといいますが、多職種の専門職スタッフがいます。チャプレン（カウンセラー）がいます。それから当然、ソーシャルワーカーがいます。そして、リハビリのスタッフは入院している患者さんのほぼ半数にかかわっています。これには理学あるいは作業療法士、そして言語聴覚士がいます。それと、音楽療法士も非常勤でかかわっています。病室を訪問して、キーボードで年齢に応じたお好みの歌を弾きながら歌います。それから、当然、薬剤師、栄養士もですね。

そして、歯科衛生士がいます。患者さんは自分でうがいをしたり歯を磨いたりできません。意識が落ちていると、さらにそうですね。呼吸器の疾患だったら痰《たん》が絡んだりしますし、消化器の疾患でしたら嘔吐《おうと》したりします。口腔がかなり不潔になります。それによってまた病気を併発することになるので、ターミナル口腔ケアといいますが、歯科衛生士の資格を持った人たちが専門的にマウスケアを行います。当然これは家族に教えたり、看護師が代行したりすることもあります。このように、医者をはじめ全部数えると、十種ぐらいのスタッフが何らかのかたちでかかわるという体制を整えています。これは、患者さんからいろいろな情報を私たちが得るためにアンテナを多く持つという意味でも、大事なことではないかと思います。多職種スタッフのしっかりとしたチームアプローチは、多様なスピリチュアルペインを把握し、そのケアに参加することを可能にします。

宗教的援助を支柱とするケア

宗教的援助を支柱とするケア

宗教的援助が求められる背景には
　自分の死に対峙しているという根源的な苦悩がある

①赦されたいという深刻な罪悪感からの解放
②限りない孤独感と疎外感からの解放
③自分の死に脅かされている不安からの解放

図14　スピリチュアルケアの実践の柱（3）

三つ目の柱として宗教的援助を挙げました（図14）。宗教的援助の背景にはどういうことがあるでしょうか。次のような問題を患者さん方が持っておられることがよくあります。

一つは罪悪感です。自分がこうなったのはあのときこんなことをしたからだと。あるいは家族によっては、例えばご主人がご病気をされた、私がもっと主人の健康管理に気をつけていたらこういうことにならなかったのだけど、という罪悪感をお持ちの方もありますね。そして、孤独感と疎外感、これも大きいです。自分一人取り残された。あるいは、五里霧中といいますか、黒い重い霧の立ち込めているところに自分一人だけほっぽり出されている。そして当然、死に脅かされるということから来る不安。こういうことというのは、やはりこの宗教的援助が必要な根源的な苦悩から来るものだと言えるかと思います。

スピリチュアルケアの心は基本的には「祈りの心」です（図15）。これは先ほど触れたとおりでして、医療スタッフだから

スピリチュアルケアの「心」は
基本的には　**祈りの心**である

スタッフは
余人の測り知りえない窮状にある患者を思い
自らの限界と無力を認める謙虚さを持ち
その心は　自然と天を仰ぎ
助けを求める「祈り心」を持つことになる

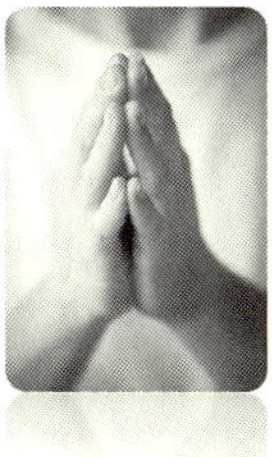

図15　スピリチュアルケアの心

ケアできるということでは決してありません。自身の限界を知りながら患者さんの深刻な問題に私たちは向き合うわけですので、「神様、どうぞこの方の心と魂を支えてください、励ましてください。私にはできません、わかりませんが」と、そういう祈りになります。「自らの限界と無力を認める謙虚さ」と書きました。

ある患者さんを紹介します。患者のEさんは三五歳です。子宮がんでした。入ってこられたときの簡単な検査で、いわゆる腎不全、腎臓の働きがかなり落ちていることがわかりました。ご主人をお呼びして、「本当に残念ですけれども、私の判断では余命一カ月だと思います。その一カ月を二カ月にするということは、これも残念ですけれども私にはできません。ですから、残りのこの一カ月をどうしたら少しでも悔いなく生きていけるかということをご一緒に考えさせてもらいましょう」と。ご主人は本当に実直な方で、涙をぽろぽろ流しながら、「わかりました。じゃあ病気のことは私から家内に説明します」と。

先ほど一六歳のAさんのところでもありました告知、病状の説明というのは、私たちはかなり積極的にやってきました。このご主人は、「私がやります」とご自分でおっしゃいまして、私よりも大胆な率直な説明をされました。「子宮がんが再発した。おまえの命はあと一カ月」と。余命告知といいますが、一気にそこまで話されたわけです。入院してこられた翌日の朝のことです。当然、私は担当医でしたから、補足説明をしました。告知の結果どういうことになったかといいますと、最初は、「死にたくない。死ぬのは怖い」と。二、三日しますと、「死ぬわけにいかない」とおっしゃったのです。娘さんが三人いるのです。九歳と八歳と六歳。その幼い娘の母親でもあります。ですから、「死ぬわけにいかない」。ああ、そうだろうなと思いました。

「死ぬのが怖い。死にたくない」と言うのを聞くのが医者としての私でしたら、何の答えようもありません。ちょっとごまかすか、逃げるか、どちらかでしょうね。しかし、私は幸いにクリスチャンとしてその話を聞かせていただきます。「ちょっとイエス様のお話をしてもいいですか」と。そして、イエス様の話をすることになりました。「あなたのことをしっかり目にとめて、愛しておられるお方がおられます。このお方は、あなたの代わりになって、あなたの罪を赦《ゆる》すために十字架におかかりになって墓に葬られました。けれども、三日目によみがえられました。今、この方は生きておられます。だから天国があるんです」と、私が信じているとおりに簡潔に話をしました。「このイエス様におすがりするなら、必ず受けとめてくださいます。死は決して、人生の終わりではありません」と。

今、皆さんも真剣にお聞きくださっていますが、患者さんと一対一でする話というのは、何か真剣勝負と言ったらちょっと例えが悪いですが、そんな感じです。今、私はここで話をしていますよね。しかしながら、患者さんと話すときには、例えば聖書にこう書いてありますとか、何か教えを伝える、ということではやはり届かないのです。

ホスピスの現場は、あえて言いますと死の現場です。私はつくづく、死に対して必要なのは何かというと、やはりいのちそのものだと思っています。いのちについての説明とか理屈ではないです。例えば、喉がからからに渇いている人に水の講義をする。H_2O、水を飲んだら喉が潤いますよと。しかし、本人にしてみると、いくら講義を聞いて水を飲んだら喉が潤うということがわかっても、現実は変わらないわけですね。その水がここにありますよ、あるいは水をその方にお分かちできるのかということが一対一で向き合うときに問われました。

Eさんは本当に二、三日のうちに、すてきな笑顔になりました。ご夫妻の結婚記念日と長女の方の誕生日のお祝いの席上、ご主人が挨拶されました。「私たち家族五人は」、親と子三人ですから五人ですよね。「ほどなく四人になりますが」、すなわち家内がいなくなりますが、「力を合わせて頑張っていきます」と、本人を前にしてご主人が言いました。

若いお母さん、幼い娘たち、子供がいるという環境の中で、亡くなるお母さんがどのように自分の幼い娘たちに向き合うか、向き合うことができるか、あるいは私たちがどんなお手伝いをできるかというのは大きな問題です。だから時々提案するのは、交換日記のようなものを書いてくださいと。直接言葉にあらわせないとすれば、文章にしてお母さんが書いて子供に読んでもらう。それを読んだ子供が、またお母さんに宛てて答えの手紙を書く。それが私たちが時々やってきた方法ですが、この親子の場合はそんなものは一切不要でした。

「お母さんは一カ月後に死ぬんだよ」と、そう話されるのです。「でも、いつもあなたたちと一緒だからね。天国から見守っているからね」と。子供たちは、涙をぽろぽろ流しながら、お母さんの顔をじーっと見つめていました。何とも言えない、テレビのドラマでもこんなシーンを私は見たことがありません。それは、このお母さん、本人ご自身が、置かれている厳しい状況にもかかわらず、本当に魂の救いを得たからでした。

私はあるときに、ご本人のにこにこしている姿を見て、「Eさん強いねえ。どうしてそんなに強いのかな」と率直に声をかけました。すると、彼女はちょっと首を振りながら、「先生、私は強くないから。もうそんなに長くないからうれしいんです」と、こう言ったのです。聖書をお読みの方々も多くおられると思いますが、パウロの語った、「キリストの力は私の弱さのうちに全うされる」(コリント人への手紙第二　一二章九節)、弱いときにこそ強いという、そんな聖書の言葉をEさんが知っているはずがないですけれども、事実彼女は、弱いから強いと語ったことになります。今も厳しい現状の中で神様は働いてくださるということを経験させていただきました。

あとお一方、患者さんを紹介します。Fさん、二六歳でした。子宮頸がんで手術されましたが再発して、私たちのところに来られました。そのときにご主人が抱いておられた娘さんは、一歳半でした。

すなわち彼女は末期がんの患者さんであると同時に、妻であり、幼い娘の母親でもありました。やがて病状が進み、入院ということになりました。

入院の当日か翌日でしたけれども、「先生、あとどれくらい生きられる？」と聞いてきました。そして、私の答えを待つまでもなく、「前の病院であと六カ月と言われました」と。時代の移り変わりがありますが、最近こういうことがよくあります。検査をして、検査のデータが出る。患者さんとご家族が一緒にいるところで直接説明をし、余命までも話をするということがよくあります。彼女もそういうことで、これはかなりショックだったようです。「これから先どうなるか不安です」と。当然ですよね。

私もいろいろ話をした後で、痛い、苦しいということについては心配しないでいい、いろいろ工夫しながらお手伝いできるからと、そんな話をひととおりしました。その後で、「Fさん、僕はクリスチャンです。そして本当にクリスチャンでよかったと思っています。イエス様におすがりする者にとって、死は人生の終わりじゃありません。Fさん、イエス様におすがりしたらどう？」と、こんな話を入院した翌日ぐらいから早々にすることになりました。「賛美歌を歌っていいかな」と、歌いました。歌い終わるころには、彼女はぽろぽろ涙していました。

そうこうするうちに娘さんの二歳の誕生日がやってきて、病室でお祝いすることにしました。個室に三〇人ぐらい集まっていました。彼女の両親、妹さん、友達、それからご主人のほうのご両親の関係ですね。そして私たちスタッフ。彼女はもうそのころはほとんどベッド上でした。ご主人が二歳の女の子を抱いていました。そんな中で二歳の娘さんの誕生日のお祝いが進み、いよいよ彼女の出番、娘に対する挨拶をする番になりました。

彼女はおもむろに誕生のお祝いのカードを出しました。すなわち、この日のために多分何日か前から準備したのだろうと思います。そして、そのカードを読み始めました。

「エミリへ。二歳の誕生日おめでとう。ママが病気をしてから今まで、エミリにはたくさん寂しい思いをさせちゃったね。本当にごめんなさいね。ママはもう長生きはできません。エミリには申し訳なく思います。ママの顔さえ覚えていないかもしれないけど、あなたをいつまでも見守り続けたいと思います。ママはエミリをいつまでも愛しているのです。母親がいないことでつらい思いをするかもしれません。そのときは思い出してください。見えないけど、エミリのことを愛しているママがいることを。幸せを祈り続けます。あなたのお母さんになれたこと、お父さんの妻になれたことを誇りに思います。Ｆ」。

今でもこのときのことはしっかり私の脳裏に焼きついています。これは厳粛な瞬間でした。すすり泣く声も聞こえましたし、おえつする方も中にはありました。娘の誕生日のお祝いなのですけれども、このひとときというのは、Ｆさんが自分のこの二六歳余という短い人生を締めくくる、そういう意味のある場だなと、感じました。

病状はそれからも日々進行して、意識もだんだん落ちてきました。そんな患者さんの部屋には一日何回となく足を運ぶのですが、あるときに私も腰を据えました。そうすると彼女のほうから、「先生、あとどれくらい」と聞いてきました。入院してからこれはもう三回目か四回目です。しかし、これまでのニュアンスとは明らかに違うのです。すなわち、もう差し迫っているというのが彼女自身わかっているのです。そして、ある程度彼女との関係ができていましたから、私もここでごまかすとか、本当のことを言わないというのは、かえって失礼になると思いました。「そうねえ、あと一週間。二週間は無理と思うよ」と、私が思っているとおりに話しました。

一瞬、彼女はちょっと戸惑った感じでしたけれども、何か私を慰めるように、「先生、大丈夫です。死ぬのは怖くありません。この病院に来て死ぬのが怖くなくなったんです。イエス様が天国に迎えてくださることがわかって、心が楽になったんです。先生、そうでしょう」と、私に念を押すように問うてきました。「そうだよ、Fさん。イエス様がしっかり両手を広げて、あなたを天国に迎えてくれるよ。最期の時が来たら賛美歌を歌ってあげるよ」と言いますと、「先生、お願いします」と、何とも言えない澄んだ表情でした。

それから数日後、もうかなり意識ももうろうとして、うとうとしている時間が長くなったのですけれども、そんな彼女に私のほうから「Fさん」と声をかけると、「ああ、先生」という感じでうっすらと目をあけて、最後の力を振り絞るようにして、「先生、ありがとう」と言いました。結果的に最後の言葉になりました。愛しているご主人、愛娘を残して、彼女はイエス様のもとに天がけっていきました。

おわりに

　ある患者さんは病室で結婚記念のお祝いをされました。わずか十二日間の入院日数でした。ところが、私たちの病院に来られてからは、穏やかというよりも、何か輝いてこられました。そして、この言葉も忘れません。「先生、病気になってよかった」とおっしゃった。病気、がんですよ。そのために今、ほどなく亡くなろうとしているのです。「病気になったからこの病院に来れたし、先生にも会えた。そしてイエス様にも」と。

　今まで何度か、「先生、がんになってよかった」とおっしゃった患者さんはいます。ちょっと常識とは違いますよね。がんにならないように検診をやりますし、早期発見・早期治療という原則があります。しかしながら、ある患者さん方は、「がんになってよかった」と。どうしてでしょうか。それは、「がんになったおかげで栄光病院のホスピス病棟に入院することができた。そしてそこで、今まで予想も経験もできなかった素晴らしいことを経験した」からと。

　私はこの言葉を聞いて、星野富弘さんの言葉を思い出しました。ご存じですよね。頸髄損傷で手足が完全に麻痺して、呼吸もしにくくなって、一時、集中治療室で死線をさまよった方です。その病気は回復しましたが、重度の身体障害者という状態は変わりません。今も車椅子でのご生活です。その後、ある方を通じて聖書を読むようになり、クリスチャンになられた方です。今も手足はご不自由ですから、口に筆をくわえて描いた絵に、ご自分の言葉を添えておられます。『鈴の鳴る道――花の詩画集』（偕成社、一九八六年）という本が出版されています。その中の、オダマキという植物の絵に添えられていたのが、この詩でした。「いのちが一番大切だと　思っていたころ　生きるのが苦しかった　いのちより大切なものが　あると知った日　生きているのが　嬉しかった」。これまた不思議な言葉だと思いながら前に読んだ記憶がありました。それで、先ほどの患者さんが「病気になってよかった」とおっしゃったのを聞いたときに、この詩を思い出しました。

不思議な重い言葉だと思います。いかがでしょうか。命より大切なものがあるのでしょうか。命を守るために、いろいろ工夫して、健康管理や予防をやっています。しかし、富弘さんも重度の身体障害者になられて、今まで見えなかったものが見えてきた、命より大切なものがある、それを知った、生きているのがそれ以来うれしくなったとおっしゃるのですね。患者さん方を通して教えられたことはいくつかありますが、これも大切な一つです。

よく考えてみますと、命というのは私たちが守るものではなくて、何らかの目的のために使うものではないでしょうか。例えば使命という言葉がありますね。英語でミッション。命を使うと書きます。命を使ってどのような生き方をするか、何を目標とするか。目標に向かって、命を使う、自分に与えられた時間を使う。患者さん方はどんなに命にしがみつこうとしても、もう手放さざるをえない、そういう状況にあります。

① スピリチュアルペインには　いろいろな要素がある
　ここに　スピリチュアルケア多様性の理由がある

② スピリチュアルケアは　やはり症状コントロールに始まる
　全人的を締めくくる要のケアである

③ 宗教的な援助によらずとも
　安らかに　死を受容できる人もある

④ しっかりとした宗教的援助がなされると
　患者本人はもちろん、家族・スタッフが互いに
　満足感を共有できることになる

⑤ スピリチュアルケアが成るためには
　やはりスタッフのケアレベル全体が向上する
　必要がある

⑥ しっかりとしたスピリチュアルケアは
　これにかかわるスタッフを空しい敗北感から救い
　自らもケアされ癒やされる結果となる
　「こちらこそ、ありがとうございます」の思いを
　抱くことになる

⑦ スピリチュアルケアは　医療・看護に新しい分野を拓く
　鍵を持っているように思う

図16　スピリチュアルケアあれこれ

本当に大きなこと、貴重なことを教えられてまいりました。図16は、「スピリチュアルケアあれこれ」ということでまとめました。

③の宗教的援助によらずとも安らかに死を受容できる人もある。これは経験的にそうです。宗教的背景がないにもかかわらず、不思議なくらいに、じたばたなさらずににこにこして最期を迎えられた。そういう方がいたということも事実です。ですから、あえてここに書かせていただきました。

④しっかりとした宗教的援助がなされると、患者本人はもちろん、家族、スタッフが互いに満足感を共有できることになる。

⑥しっかりとしたスピリチュアルケアは、これにかかわるスタッフをむなしい敗北感から救い、自らもケアされ、癒やされる結果となる。「こちらこそありがとうございます」の思いを抱くことになります。

私がこの三十年間ぐらいで患者さんから教えられた、見せられたことです。私が研究するとか何か工夫するとか、そうした成果では決してないことをお忘れなきようにお願いします。そして、下稲葉からこんな話を聞いたということにとどまらず、私をはじめ皆さんお一人お一人もいずれ人生の最期を迎えますから、悔いのない人生を全うするために、今日ご紹介し、お話しさせていただいた方々の生きざま死にざま、これがそのお役に立つということであれば、望外な喜びです。

（二〇一四年四月二十五日、ヴェリタス館教授会室）

注

（1）『友よ歌おう――ゴスペルフォーク・ヒット集』、いのちのことば社、一九七六年。

（2）現在のNational Hospice and Palliative Care Organizationのホームページでは以下のようになっている。Considered to be the model for quality, compassionate care for people facing a life-limiting illness or injury, hospice care involves a team-oriented approach to expert medical care, pain management, and emotional and spiritual support expressly tailored to the patient's needs and wishes. Support is provided to the patient's loved ones as well. At the center of hospice and palliative care is the belief that each of us has the right to die pain-free and with dignity, and that our families will receive the necessary support to allow us to do so. 〈http://www.nhpco.org/about/hospice-care〉

（3）原文は、以下のとおり。Palliative care is an approach which improves the quality of life of patients and their families facing the problems associated with life-threatening illness, through the prevention and relief of suffering by means of early identification and impeccable assessment and treatment of pain and other problems, physical, psychosocial and spiritual. (WHO, 2002)

（4）シシリー・ソンダースが提唱している全人的苦痛の理解のための図。淀川キリスト教病院ホスピス編、柏木哲夫監修『ターミナルケアマニュアル』二三頁。その後、『緩和ケアマニュアル――ターミナルケアマニュアル』（改訂第4版）、最新医学社、二〇〇一年が出ている。

がん医療の現場から見た心の問題

大西　秀樹

皆様、こんにちは。埼玉医科大学の大西でございます。埼玉医科大学国際医療センターは、最寄り駅がJR川越線・八高線の高麗川《こまがわ》駅で、関東平野の一番へりにありますが、日本でトップクラスの手術成績を誇っている病院です。私は精神腫瘍医として、がん患者さんの精神面の対応をしております。私がそこで出会っている心の問題をみんなで共有して考える機会となればと思っております。よろしくお願いします。

なぜ、ケアは大切なのか

私どもはケアを行う職業です。皆さんの中にも、さまざまなかたちでケアに従事している方がいらっしゃるかと思いますが、まず、なぜケアが大切なのかを考えてみたいと思います。

私は昭和六十一（一九八六）年に大学を卒業して研修医を二年やった後、昭和六十三（一九八八）年から精神科医として働き始めました。そして、二年目のことです。私は物忘れ外来に出ていました。認知症患者さんを診るのですが、いくらケアをしても、患者さんたちはどんどん悪くなっていきます。ケアって何か意味があるのだろうかと、当時、まだ二十代だった私は疑問に思っていました。

そんな中、高齢の女性患者さんが、息子夫婦に連れられてやって来ました。患者さんは、左半身の不全麻痺があり、左半身を引きずりながら入ってきました。腕には三角巾をしています。ついてきた息子さん夫婦は不機嫌そうな顔で入ってきて一言、「おばあちゃん。捨ててください」。私は二十八年医者をやっていますが、こう言われたのは最初で最後です。何が起きたのか、わかりませんでした。

息子は、なお続けます。「このおばあちゃんがいるから私たちに自由がないんだよ」と。えっ、この人は自由と放蕩《ほうとう》を履き違えていないかなと思いました。わがままのために、何を言ってるのだろうと、私もちょっとフリーズして（固まって）しまいました。そうしたら、その息子が言うんです。「おい、おまえ、早くしろよ。早くとっととぶっこめよ、病院に」と。こちらに突っかかってきます。これはまずいと思いました。どうにかしなければいけない。何とかしようと考えました。

まず、おばあちゃんを見ました。三角巾をしています。三角巾につるされている左腕を見てみたら、パンパンに腫れている。それではこれをキーワードにして何とかしようと思いました。「これ、どうしたんですか」と聞きました。「うるせえな、おまえ。転んだんだよ。早く病院探せよ、おまえ」と言われましたが質問を続けました。「いつ転んだんでしょうか」と、冷静に対応しますが、「四カ月前だよ。うるせえな、おまえはよ」と。まあ、何を言っても怒られるわけですね。（笑）

大変でしたが、こちらはもう冷静を保たなければいけないので、「病院に連れていきましたか」と聞いてみたら、「連れていくわけねえだろ。俺は忙しいんだよ」。怖かったですね。忙しいって本当かって、さすがにこちらも思いましたけれど。（笑）

でも、何とかしなければいけないので、打開策をとります。「わかりました。それでは、おばあちゃんを病院にご紹介したいと思います。そのかわり、腕が腫れていますね。この腫れたままの腕で病院にご紹介すると、そのまま帰ってくることになります。そうすると二度手間になるでしょう。まず、腕を調べましょう」と話をしました。それで、「肩のレントゲンを撮ってきますね」と言いましたら、「早くやってこいよ、てめえ」と言われました。怖かったです。（笑）

レントゲンを撮りました。写真を見ると、正常な肩関節というのはしっかりとはまっているものなのですが、合わさっていませんでした。患者さんは脱臼していたのです。四カ月前の脱臼が放置されていました。

脱臼しているとわかったので、その写真を持ってすぐ整形外科に行きました。それで整形外科の先生に、「すいません。精神科の大西と申します。いま写真を撮ったんですけど、脱臼しているので整復お願いします」とお願いしました。整形外科の先生は写真を見ながら「いつそうなったかわかる？」。「四カ月前に転んでからこうなったと言っています」。「いやいや、大西君、もう無理だよ。関節というのはすぐ入れないとダメなんだ。これは、器質化しちゃってて、もうはまらないよ」と言われました。このおばあちゃんの肩は永遠にはまりません。

職業上、つらい人たちが外来にやって来ます。私は多くの悲しい顔の人を見てきました。しかし、今まで見た中でこのおばあちゃんが一番悲しそうな顔をしていました。この悲しげな顔は忘れることができません。

そこで、ケアというものを考えてみました。ケアというと、心のケア、体のケア、社会的なケア、スピリチュアルケアとありますが、この人に心や体のケアはなされているでしょうか。心のケアはまったくありませんよね。病院という公の場で捨ててくれなんて言われるわけですから、人間の尊厳もあったもんじゃない。体のケアもまったくないわけですね。脱臼が放置されている。当時はまだ老人虐待という概念がなかったのでそのままになってしまいましたが、今だったらもうその場で警察です。

なぜケアが大切かと言われると、なかなか説明がしにくいのですが、ケアがないと大変なことになるということだけはわかります。皆さんもさまざまなかたちでケアに携わっていて、なかにはうまくいかないこともあると思います。けれど、ケアがなければこんな悲惨なことになってしまうのです。ですから、ケアがないということはとても恐ろしいことである。逆に言うと、ケアはとても大切だということがわかると思います。それをもとにして、今日の話を始めたいと思います。ケアは人の人生を変えるほどの力があるということを、まず覚えていただければと思います。

がんという言葉の意味するもの

次は、がん医療の話です。まず、「がん」という言葉の意味するものを考えてみたいと思います。

がん医療は進歩してきました。私が研修医になった昭和六十一（一九八六）年のころは抗がん剤治療はほとんどなく、緩和医療も進んでいないため、痛みで苦しんでいる方もたくさんいらっしゃいました。けれど最近は、がん医療はとても進歩しました。しかしながら、患者さんたちに「がんのイメージは何ですか」と聞くと、多くの方はこう答えます。「死ですよ」と。「今まで普通に生きてきたのに、後ろから誰かが肩をたたく。誰かと振り返ると、死に神が真後ろに立っていた、とっても怖かった」、と言った患者さんもいました。なぜなら、がんはいまだに死亡原因の第一位だからです。がん医療は進歩したと言われますが、昭和五十六（一九八一）年以降、ずっと一位です。

去年、二〇一三年に何人ががんで亡くなったかご存じでしょうか。自死者が三万人を切ったと言われていますよね。がんでの死亡は三五万人で、自死の一〇倍です。ちなみに、今、日本人は年間何人死んでいるかご存じですか。日本人は年間一一〇万人ぐらい死んでいます。ですから、一一〇万分の三五万、三人に一人はがんで死んでいるのです。有名人の訃報を聞くと、がんが多い。ですから、がんというと死のイメージが湧いてしまうわけです。

がんになると、治療の問題が起きますね。さまざまな治療選択があり、迷います。そして、再発すると後悔の原因になります。次に、仕事の問題があります。特に再発すると抗がん剤治療の期間が長くなります。そうすると失職する可能性が高まります。お隣の韓国では失職率が高いですね。もちろん、日本でも高い。そして、家庭の問題も出てきます。それから今日の課題のスピリチュアルの問題。さまざまな問題が出てきます。

ですから、患者さんというのは、治療を受ければいいというわけではない。さまざまなストレスを受けながら治療を受けているわけです。このストレスというのは、一つひとつが精神疾患の発症要因になっていくわけです。

がんと精神科の病気の発症

そこで、皆さんに問題です。外来に来た一〇〇人のがん患者さんを診察した場合、何人に精神科の診断がつくでしょうか。五人、一〇人、二〇人、五〇人。答えはどれだと思われますか。正解は五〇人です。がん患者さんの二人に一人は精神科の診断がつくのです。

どういう病気が多いか。多い病気は、図1のグラフのようになります。反応性のうつ状態である適応障害と、うつ病が多いと言われています。それから、緩和病棟では約六割の有病率があり、図2のように、意識障害であるせん妄が多くなってきます。

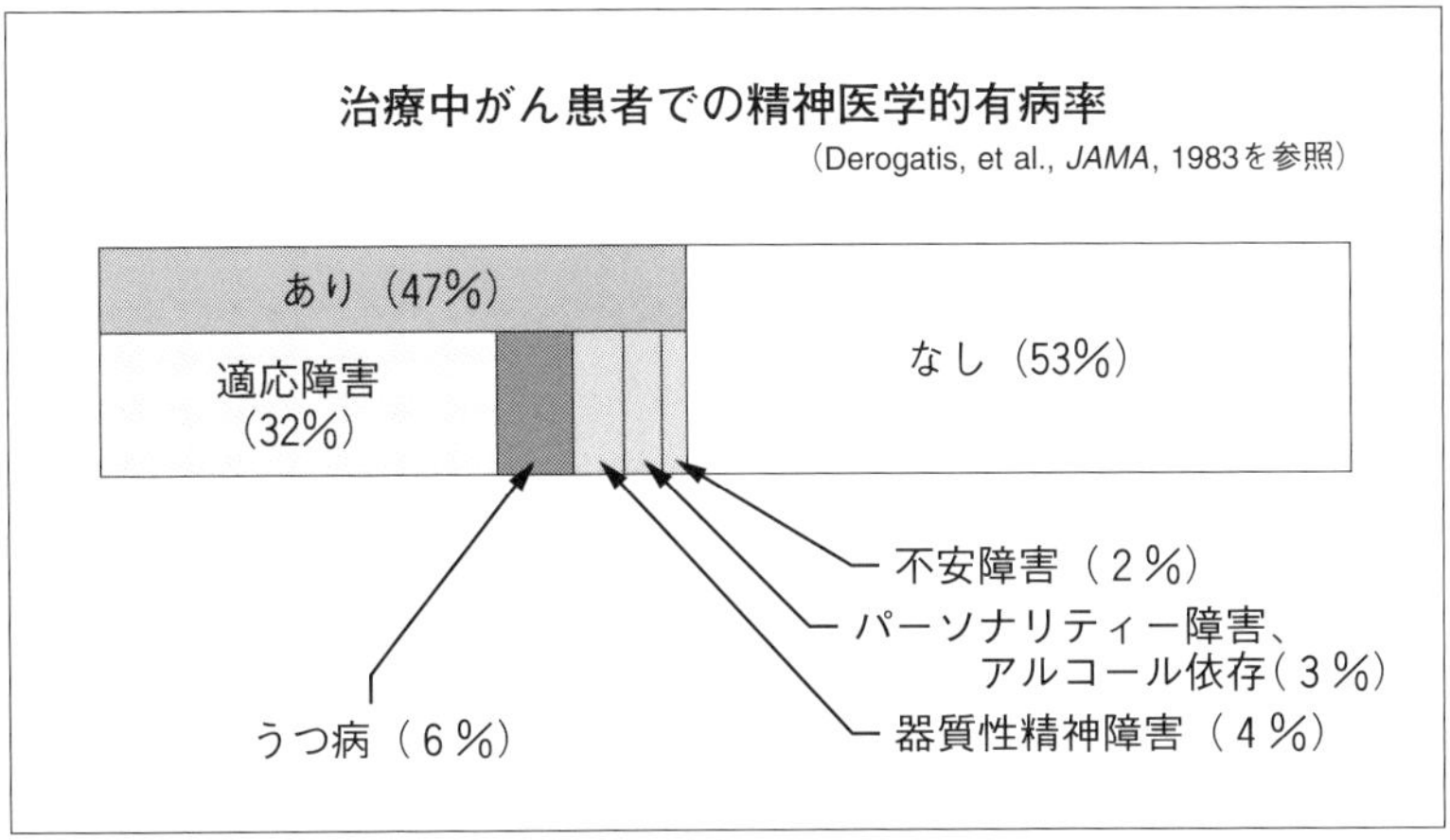

図１

ですから、がん医療における三大疾患は、適応障害、うつ病、せん妄です。今日は主に適応障害とうつ病に関して説明させていただきます。

がんの診断を受けると誰でも不安や抑うつを呈します。しかし、その状態から立ち直って、普通に治療を受ける人もいれば、適応障害やうつ病になる人がいます。例えば私のもとには、私は不安なんです、うつなんです、うつっぽいですという主訴の人が来るわけです。その人たちをどうやって見分けるかということについて、皆さんと一緒に勉強したいと思います。

悪い知らせ

まず、「悪い知らせ（bad news）」を考えたいと思います。定義はご存じでしょうか。人生を根本から覆す知らせですね。例えば、今日私たちが夕方になってどこか病院を受診して、あなたはがんですよと言われ

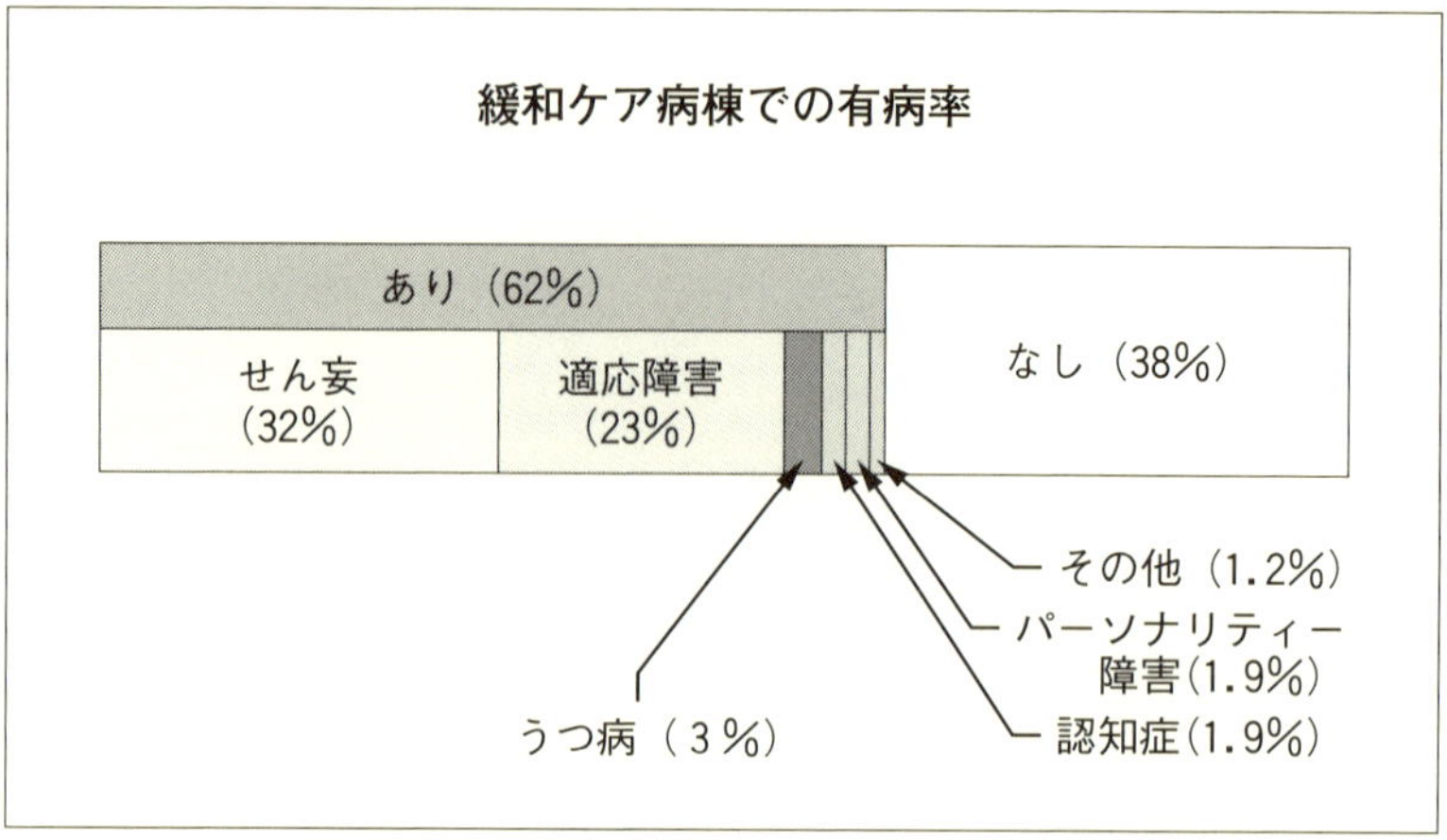

図２

たとします。今年の予定がすべて狂いますね。場合によっては命がなくなるかもしれない。このような性質の知らせを悪い知らせといいます。これを覚えておいてください。

まず、図３のように、私たちの日常生活というのは山あり谷ありですけれども、一応、通常レベルの範囲の中で生活をしています。ところが、悪い知らせが来たとするとどうなるかというと、このように、日常生活への適応度が一気に落ちます。これは衝撃の時期といって、一週間ぐらい続きます。

例えば乳がんの診断を受けたとします。担当医の先生が「乳がんとわかりました」と言うところまでは聞いた。けれど、その後、ステージが幾つでホルモン陽性でＨＥＲ２何とかでと、いろいろ説明を聞いたはずですが、「まったくわからなかった。がんという言葉だけは聞いたけど、あとは何にも覚えてない」と言う患者さんもいました。担当医にすれば、俺は言ったよ、

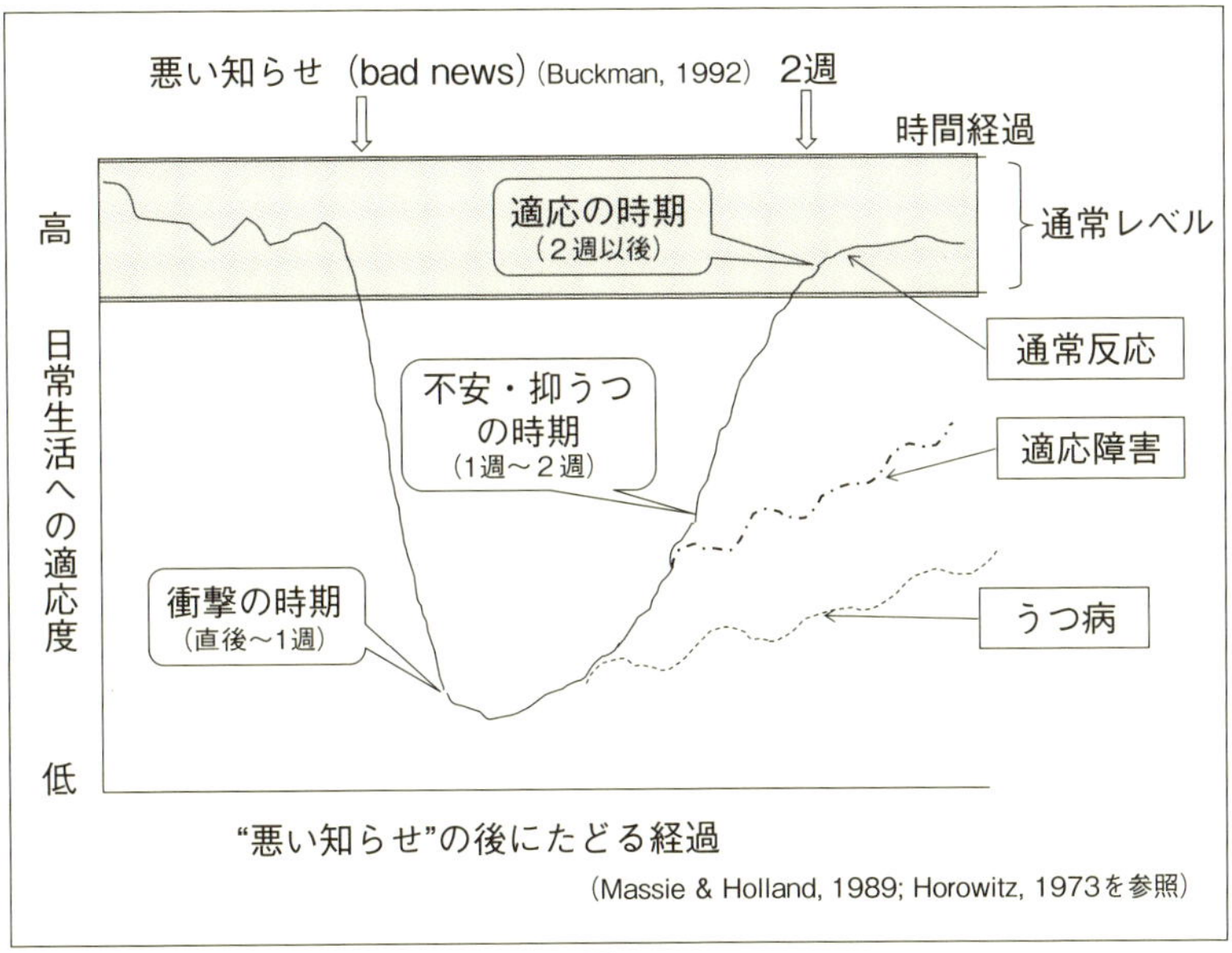

図3

ということになるわけです。けれども、言葉を理解していないわけですね。こういうことは頻繁に起きます。また、どうやって家に帰ったかわからないとか、寝られなくなってしまったりします。

けれど、皆さんご存じだと思いますが、人間にはつらいことがあっても立ち直る力がありますね。一週間ぐらいすると戻ってきます。この戻ってくるということは何かというと、現実が見えてくるということです。頭の中が真っ白だったのが、周りが見えてきて、「私はどうなっちゃうんだろう」と思って、うつっぽくなったり、不安感が増してきます。しかしながら、人間には戻る力があるので、二週間ぐらいたつと適応する時期に来て、通常レベルに戻ると言われています。

戻る方が約半数です。図3のグラフの実線の人は通常反応です。二週間して戻らない人は適応障害、もっと戻らない人はうつ病というふうに分けていきます。大体、図3のような過程をとると思ってください。程度問題なのです。ですから、適応障害とうつ病は分けられるかというと、分けられないことがしばしばあります。その場合は臨床的に判断しています。

告知の直後に併診を受けることがあります。告知したら泣き出してしまったとか、壁に向かってしゃがみ込んでしまったとか、倒れてしまったとかいろいろあります。診断つきますかと聞かれますが、すぐに診断はつきません。まず経過を見ますと言って、二週間待ちます。二週間経ったところで、正式な診断を決定します。

ですから皆さんも、身の回りの方でショッキングな事件があった人がいたら、まず二週間は様子をそっと見守ることが大事ですね。どうやってもなかなか戻りません。一日二日で戻るなんてことはありません。特に、がんのような悪い知らせに関してはそうです。

治療後に体調が戻らない

次に、私たちがどのように患者さんを診察して治療しているのかをお話ししたいと思います。

四〇歳の女性Aさんの話をさせてください。Aさんは、右乳房のしこりに気づいて受診、精査の結果、右乳がんと判明し、乳房温存術を受けました。乳がんの手術というのは、乳房を全部取ってしまう全摘か、部分切除をして、その後、放射線治療と抗がん剤治療をするという二つに分かれています。

手術後は、周りにがんが残っているといけないから、まず、残っている乳腺に放射線を照射し、その後に抗がん剤治療を行います。これが大変なんですね。一〇〇%脱毛します。他にも発熱などいろいろつらいことがあるのですが、その治療をやりとげました。やり終わった後は、外来通院になります。

治療が終了すると、普通は元気になってくるのですが、まったく元気が出ず体調が戻らなかった。そこでAさんは乳腺外科の担当医に訴えます。「先生、私、体調が戻らない。何か元気が出ないんです」と。それで、乳腺外科の先生は考えました、何で体調が良くならないんだろうと。普通は治療が終わると、元気に「頑張ります」なんて言う人が多いのですが、そうなりませんでした。

そこで乳腺外科の先生は、考えたわけですね。手術は問題なかった。放射線治療も特に問題なかった。化学療法。化学療法は体がだるくなる原因として多い。けれど、採血では肝臓の機能も腎臓の機能も問題なかったのです。すべて異常なし。乳腺外科の先生は困ってしまったわけです。調べ尽くしたけれど出てこない。次の一手は何かということになる。体のことを調べて問題がなければ、精神かもしれないということで、私のところに患者さんを送ってきました。

今日はスピリチュアルケア、心のケアの研究の会ですけれど、気をつけていただきたいのは、特にがん患者さんを診る場合に、体のだるさが主訴の場合があります。我々のところに、体がだるいという患者さんが多くやって来ます。そのときに、体の問題だけと考えないでください。それがコツです。

皆さんもがん患者さんに相対する場合に、体が重いと言われて、それはがんだからねと考えないこと。また後で説明します。

Aさんが精神腫瘍科の診察室に入って来ました。背の高いすらっとした女性ですけれど、洋服はよれよれで、かつらがちょっとずれているような感じで、しょげた感じです。「どうしたの」と聞いたら、「気持ちが沈むんです」と。「せっかく手術も受けて、つらい放射線も抗がん剤もすべてやったのに、終わって解放されるかと思ったら、全然戻らないんです。何かやろうと思ってもできません。少しのことで不安になるんです。腰が痛いと、骨に転移したのかなとか、ちょっと胸が痛いと、肺に転移したのかなと不安で不安でしようがない」と訴えていました。

「眠れますか」と聞いたら、「三、四時間しか眠れないんです」。「昼寝ぐらいできますか」と聞いたら、「昼寝もできません」。「ご飯を食べたい？」と聞いたら、「食べたくないんです。砂をかむような感じなんです」。

「午前中は何をしていいかわからないので、もうふらふらです。休んでも疲れが取れないし。午後になったら少し元気が出てくるので、夕方になるとお洗濯して、ご飯の用意をして、夫が帰ってくるのを迎えるんです」。Aさんの家は工務店を経営していて、Aさんは経理をしていますが、「私は経理ができなくなりました。認知症になっちゃったんじゃないですか」と言っていました。いや、違いますよ、という話をしますが、「もう本当に私はばかになっちゃったんです。算数もできません」と、つらそうに話していました。

今の訴えから患者さんの診断をつけていかなければいけないのです。患者さんはあまり語りません。語らない中、診断を決めていかなければいけない。私の仕事は何かというと、患者さんの訴えた症状からいろいろなことを決めていくことです。

症状をまとめてみました。身体症状は体がだるい、眠れない、ご飯がおいしくない。精神症状は、落ち込む、意欲が出ない、何をしていいかわからないと言っていましたね。大事なことは、患者さんを診るときに、体の症状も見ることです。体の症状が何か、心の症状が何か。がん患者さんの場合には、総合的に考えないと失敗します。

ここで疑問に思う人がいるかもしれません。何を言っているんだ、抗がん剤治療をやったからだるいのは当たり前でしょう、仕方ないと。この考えはマルかバツか。――まあ、聞いているからバツなんですけれどね。(笑)

これはもう絶対やったらだめです。よくありますよね、中年女性の方だったら「更年期だから仕方ないでしょう」とか、ご高齢の方だったら「年だから仕方ない」とか。それは一番言ってはいけないことなんです。「年だから仕方ない」と言ったら、他の鑑別診断をまったく考えていないことになります。何でだるいのかと考えないといけないのです。我々としては「仕方ない」と考えてはいけないのです。患者さんのためになりません。誤診のもとですから。

ですから、考えなければいけません。考えていきましょう。

身体症状とうつ病

だるいとか、めいっていると言うので、うつ病の診断基準を持ってきました。うつ病の診断に当てはまるかどうかを考えてみたいと思います（図４）。

うつ病の診断基準は九つあり、これは覚えるのが大変なように思えますけれど、皆さんは二つだけ覚えておいてください。まず、１、２のどちらかが必須なのです。「１　抑うつ気分」、これはうつうつとしているということですね。それから、「２　興味・喜びの低下」。これは、例えば青い空を見てもきれいに感じない。富士山を見てもうれしく思えないとか。それから、おばあちゃんだったら、孫が来たのにうっとうしいとか、ペットの犬が寄り添ってくるのが嫌だとか、また、お花をやめてしまった、お稽古事をやめてしまったとか、そういうことを興味・喜びの低下といいます。そして、九項目中五項目以上当てはまらなければいけない。それが二週間以上続く。なぜ二週間かというと、二週間以内は正常反応の場合があるからです。

うつ病は心の病ですが、診断基準を見てください。食欲低下とか、倦怠《けんたい》感とか、体の症状が入っています。だから、うつ病の患者さんを診るときには体のことも聞かなければいけないわけです。うつ病患者さんの多くは、だるいと言います。そこで、内科の先生のところに行ってだるいと訴えても、身体の問題は見つからないので何でもないと言われてそのまま帰されてしまうことが多いわけですね。その後、自殺してしまう人もいます。

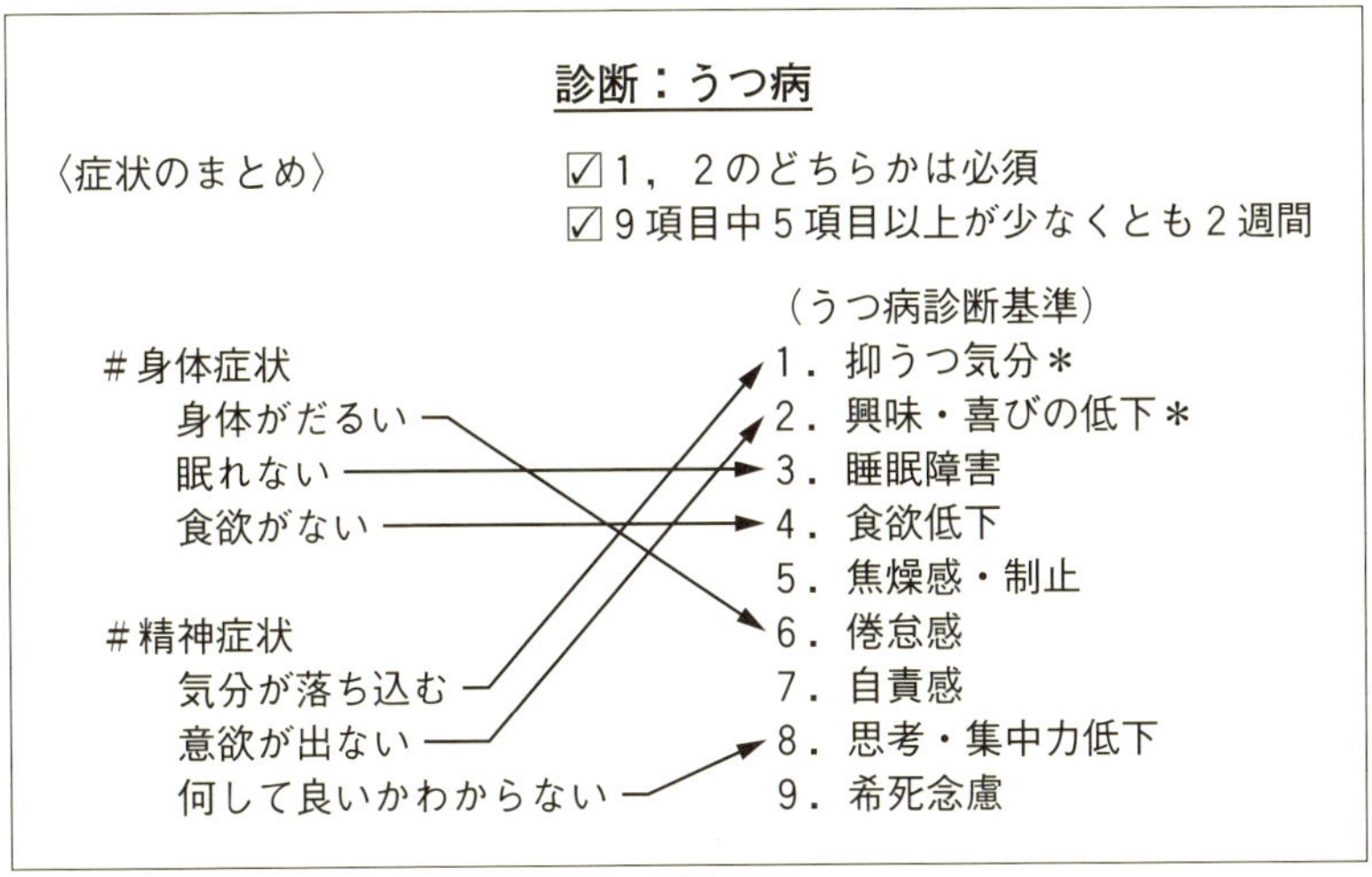

図4

Aさんの場合を診断基準に投入しましょう。これはアメリカの診断基準です。図4の四角にチェックを入れたいのですけれど、「1、2のどちらかは必須」、両方あるからオーケー。「9項目中5項目以上が少なくとも2週間」、一、二、三、四、五、六個ありますね。だからここもチェックが入って、臨床診断はうつ病ということになります。ですから、精神科医等が診断するときは、何かずっと話を聞いていて、うつ病ですねなんて言うわけですけれど、実際はこういう合理的なプロセスをとっています。

それで、Aさんに説明しました。「今日は何か元気がないみたい、体調が戻らないようですけど、うつ病が裏に隠れていますね。お薬を飲んでゆっくり休んでください。それで、いま計算できなくて困っているようですが、そのうちできるようになりますよ」と説明しました。薬は、四環系の抗

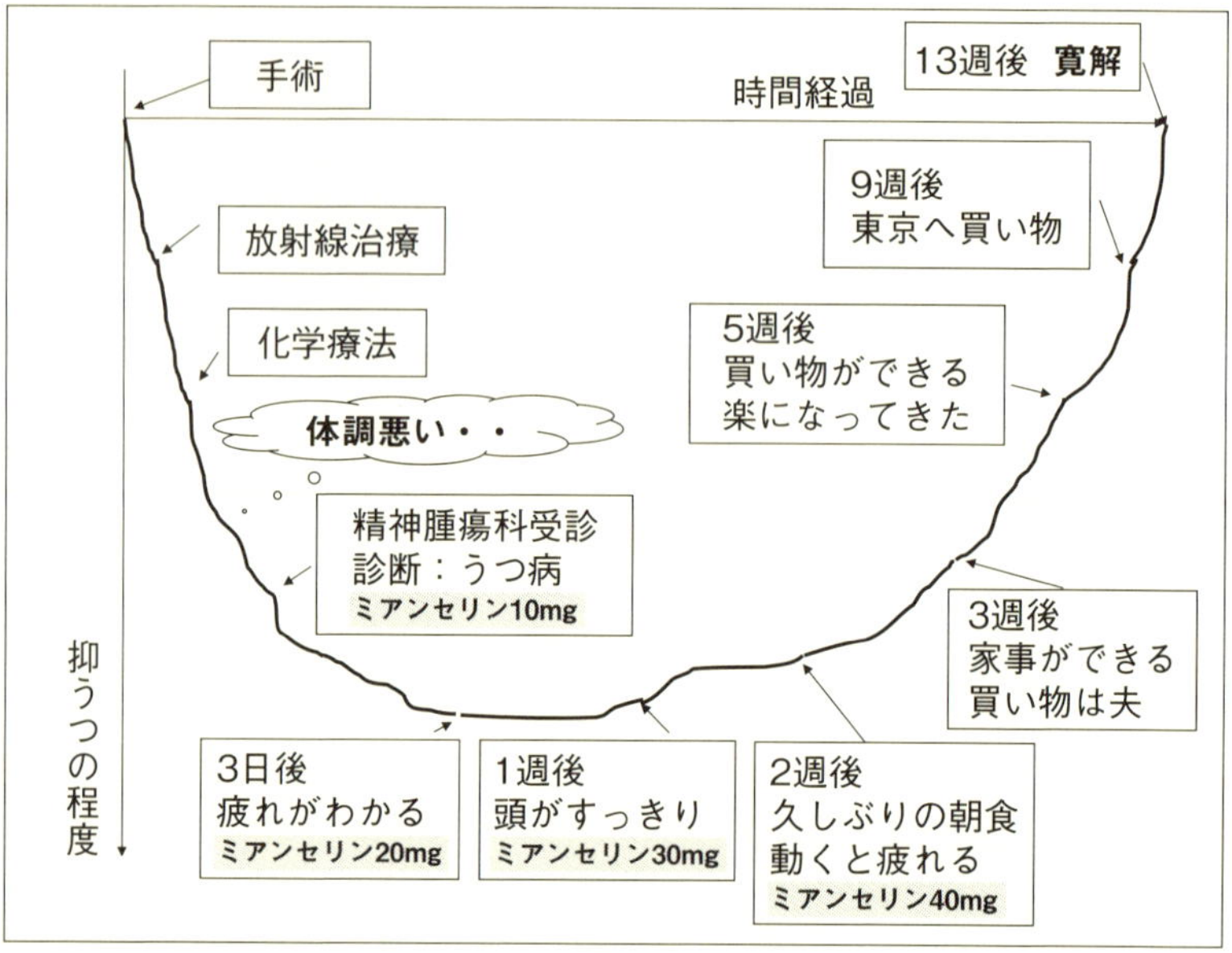

図5

うつ薬を一錠だけ出しました。

それでは、時間経過と抑うつの程度で、経過を追っていきたいと思います(図5)。Aさんは、手術をして放射線治療をして化学療法をしたら体調が悪くなって、精神腫瘍科に来ました。それで、うつ病の診断がついて、薬（ミアンセリン）を出しました。三日後に、様子を聞いたら、「疲れがわかる」。今まで、疲れていることもわからなかったと言っていました。少し改善の兆しが見えます。

一週間後に来てもらいました。今度は、「頭がすっきりする」と言っていました。でも、まだ動けません。すぐ良くなるわけではありませんから。二週間後、今度はご飯が食べられるようになりました。次、三週間後、家事ができる。家の中で動けるようになりました。少しずつ良くなってくるわけですね。一度に良くはなりません。それから、五週間後、買い物ができる。これは外まで行けるということですね。活動性が上がってきました。次、九週目。東京へ買い物に行けるようになりました。我々のところから東京に買い物に行くということは二時間かかるということですから、これはかなり体力が戻ったということを意味しています。

そして、その一カ月後に来てもらったら、寛解といって、これは医学用語ですけど、薬を飲んでいれば正常な活動ができるところまで回復しました。今も元気で生活しています。あれほどできないと言った計算でしたが、今は経理をしっかりやっています。おしゃれな方で、このころには髪の毛もちゃんと生えてきて、帽子をおしゃれにかぶって、服装も明るくなっていました。このようなかたちで、患者さんの苦悩を解決していきます。

まとめです。Aさんは乳がんの診断を受け、手術と放射線と抗がん剤治療を受けた後に体調不良を訴えましたが、診断結果はうつ病で、精神科的な治療で体調不良は改善しました。体調不良の原因は結局何だったのでしょうか。もう一度復習。

これは覚えておいてくださいね。体調不良はうつ病の身体症状です。皆さんがケアに当たる場合に気をつけなければいけないことは、うつ病が裏に隠れている場合があることです。うつ病は薬で治ります。ですから、うつ病がないか確認することが、ケアの第一歩ですね。うつ病があるのなら、精神科併診をしてください。それが大切です。

うつ病という病気の場合、多くの方は体調不良を訴えます。だるいとか、眠れないとか、ご飯が食べられないとか、身体症状を訴えるので、そういう方に対応するときに、内科疾患なのか精神科疾患なのか見分ける能力をつけていかなければいけません。うつ病患者さんは周りにいますので、そういう人たちをどうやって精神科に紹介するかというのが、これからケアをする皆さんにとって大切な知識、知っておかなければいけないマナーになります。

■なぜ精神症状に対応するのか

なぜ精神症状に対応するのかを考えてみたいと思います。なぜ私たちはメンタルケアをするか。これは意外と理解されていません。当たり前のことですけれど、精神症状は苦痛なのです。これをまず覚えてください。精神症状は苦痛です。不安とか、うつ、意識障害やせん妄、すべて苦痛です。

ちなみに皆さん、うつ病という病気を一言で説明できますでしょうか。うつ病は一言でどうやって説明すればよいでしょうか。うつ病という病気は、「抑うつ気分と、興味・意欲の低下を主症状として、さまざまな身体・精神症状を伴う症候群」というのが定義なのです。患者さんはそのことを知りません。でも、一言で芸術的に表現します。「うつ病を経験してどうだった？」と聞くと、皆さん、めいっていたなんて言いません。ほとんどの方が、「つらかった」「苦しかった」と言います。これしか言いません。「どれぐらい苦しいの」と聞くと、ほとんどの方は、「死ぬほど苦しい」と言います。よくわからないので、「じゃあ、わかった。抗がん剤治療で一番苦しいときと、うつ病とどっちが苦しい？」と聞くと、「へでもない」と言う。「どっちがへですか」と聞くと、「抗がん剤治療」と。「抗がん剤治療の副作用なんか比べものになりませんよ、うつ病の苦しさに比べれば」と言います。

私の外来には、自殺未遂した人も来ます。「どうして自殺したかったの」と聞いたら、「別に死にたいわけじゃない。こんなに苦しい経験をするなら死んだほうがましなんですよ。この苦しさから逃れられるなら、死が選択肢に入るんです」と言います。それほど苦しいのです。うつ病というのは、死ぬほど苦しい病気なんです。そういう方々を放っておくことは、我々にはできません。ですから、何とかして見つけて治療するのが私たちケアする側の義務ではないかと思っています。

皆さんもいろいろな方のケアに当たると思いますけれど、うつ病の方は苦しがっています。それを早く見つけて精神科に送っていただくのが、皆さんの今後に課せられた役割かもしれない。私より皆さんのほうが難しいです。私は来た人を診ればいいのですから。皆さんは、苦しい人を見つけて、説得して、連れていかなければいけないから、それは難しい。だから皆さんは、メンタルケアに当たるときに、さまざまな細かい知識を持っていなければいけません。

それから、がん治療のうえで問題になっているのが、意思決定障害です。例えば、うつ病になるとやる気がなくなります。だから、「抗がん剤治療をしますか」と聞くと、「やりたくありません」と言ってしまうことが多くなります。ちなみに、乳がん患者さんでめいっている人というのは、抗がん剤治療を五割しか受けません。めいっていない人は九割受けます。精神状態によって、受ける割合が変わってきてしまうのです。こんなことがあってはいけません。みんな健全な状態で治療を受けていただきたいので、精神状態は良いところに保たないといけません。抗がん剤治療をやめてしまって私のところへ来て、うつ病を治したら気力が戻って抗がん剤治療を再開したという人もいらっしゃいます。抗がん剤治療は生きるためのカードですから、それをみすみす捨ててしまうことはしたくない。

それから、家族もつらくなります。今まで立派にしていた人がうつ病になって、急に「死にたい」とか言って道路に飛び出してしまったとか、家族にとっても本当につらいものです。

それから、入院期間が延長しますし、自殺率が上がります。私もこうやって今日は高いところからお話しさせていただいていますけれど、患者さんが自死しています。一昨年と昨年、一人ずつ。ちなみに、がん患者の自殺率は一般の二倍になります。うつ病になると二〇倍です。ですから、ケアで精神症状に対応することは、患者さんの心を癒やすということもありますけれど、生きるためのがん治療を円滑に行うために欠かすことができないのです。ですから私たちは、精神科医として対応しているわけです。

うつ病を見落とさない

それでは、プライマリケア受診患者にうつ病患者がどれぐらいいるかご存じでしょうか。もし病院に一〇〇人の外来患者さんが来たとします。精神科ではないですよ。精神科のない総合病院に一〇〇人の初診患者さんが来たとします。その場合、うつ病が何人紛れ込んでいるでしょうか。実は、五～一〇人いるのです。それから、医学的入院患者、つまり、例えば五〇床の外科病棟に、何人のうつ病患者さんが紛れ込んでいるか。五〇床の病棟だったら五～七人ぐらいいます。結構いるわけですね。だからみんな、誤診している。気がつかない、見落としているわけですね。なぜ見落とすのでしょうか。さっき言ったように、身体症状と考えてしまうからですね。うつ病患者さんはさまざまな身体症状を出します。これを覚えておいてください。

胃がん患者さんで、抗がん剤を飲んだら気持ち悪くなったと言ったら、抗がん剤の副作用を考えますよね。けれど、それでは体のことしか考えていない。実は倦怠感、食欲不振というのは、さっき私が説明したうつ病の診断基準にありましたよね。そのものなのです。ですから、だるい、ご飯が食べられないといった場合に、それは抗がん剤の副作用と考えてはいけません。あと、耳鳴りとかふらつきとか。ここまでは大体、私は見ればわかります。ああ、怪しいなと思います。

けれど、プロでやっていてもわかりにくい症状がありました。左肩が痛いのでメンタルケアをお願いしますと、患者さんが来ました。俺は整形外科医じゃないんだけどな、と思いました。（笑）この人は珍しい肉腫で、肝臓と肺に転移があって、肩には転移がないのだけれど、すごく痛がっているのです。リュックサックが背負えないと言うんです。さすがに、しようがないなと思って、痛み止めを出しました。効かない。それではと、モルヒネを多く出しました。効かない。おかしいなと思って、うつ病の診断をしてみたら、診断がつくのです。けれど、痛みを訴えている人にうつ病の診断をつけてはいけないのです。まず体の治療をしなければいけないから、痛み止めを投与しなければいけない。けれど、痛み止めが効かない。しようがないということで、抗うつ剤を出しました。痛みが取れちゃった。何だ、これはと。今は元気に暮らしています。

次の例は、七七歳女性。乳がん手術後、排尿するとしみる。これは膀胱炎の症状ですね。ですが、尿はきれい、抗生物質が効かない。それで乳腺外科の先生は困ってしまった。しようがないから泌尿器科に膀胱炎疑いで併診したら、問題ありませんと返ってきてしまう。次に乳腺外科の先生は、婦人科に併診します。もしかしたら婦人科の病気がないでしょうかと。ところが、問題ありませんと返ってくる。それで私のところに、尿道口が痛いみたいです、メンタルケアお願いしますと。おい、うそでしょうと。(笑) さすがに、ええっと思いましたけれど、肩が痛い人の経験があったので、診断してみました。この人もやはり、うつ病の診断基準を満たしていました。痛み止めが効いていないから、抗うつ剤を出したら、痛みが取れました。

ですから、何でもありです。もう本当にいろいろな症状で来ます。胃を取ったところの胃が痛いとか、そういう感じで訴える人もいて、それが抗うつ剤で痛みが取れたとか。さまざまな身体症状を訴えて、私の外来には患者さんがいらっしゃいます。精神科というのはメンタルケアをする科ですけれど、お腹が痛い人の痛みを抗うつ剤で取ったりもしています。体のことは体のこと、ではなくて、心の症状が体に出ることもあるのです。それを「身体化」というのですが、それを覚えておいてください。

では、どうやって見分ければいいか。とにかく、どんな症状を訴えても、うつ病を疑うことが肝心です。皆さんこれからメンタルケアに当たるときに、体と心を一緒に考えてください。心身一元論で当然考えてくださいね。心と体は別だと言う人が時々いますけれど、別なことはないですよね。一番簡単な例として、小学生のころの運動会、自分の番が来るとドキドキしますよね。あれは心と体がくっついている証拠ですよね。

それから、うつ病患者さんを見分けるときに、コツがあります。例えば、体の症状を訴えて、めいったと言わない人の場合どうやって見つけるかというと、大体、眠れていない。睡眠不足になっている。それで、ご飯を食べていないから痩せていきます。そして、テレビ、新聞を見なくなってきます。それから、女性の場合には洋服が地味になって、ピンクや黄色などを着なくなります。それから、お化粧をしなくなるし、美容院に行かなくなります。そういうことで見分けています。ですから、女性が入ってくると「あっ、うつ病かも」と感じます。男性はなかなかわからない。皆さん黒ずくめで同じような感じですからね。

女性の方は、治療をすると、洋服が明るい色になってきて、お化粧をして、美容院に行くという変化が見られます。「何で美容院に行かなかったの」と聞くと、「美容院に行く気力なんかないですよ」

と言われますね。「お化粧は」と聞くと、「お化粧する気力もなかった」と言います。やはりお化粧とか美容院に行くということは、心が良い状態であることのあらわれなのだなと思います。美容師さんにうつ病の人を見たことがあるかと聞きますと、ほとんどないと言っていました。なるほどと。やはり美容院に行く人は健康なのだなと思います。

ですから、日常生活の観察が重要です。皆さんもケアに当たるときに、その人の日常生活をよく見てください。うつ病になると、徐々に日常生活ができなくなってきます。それを見ていれば、大体わかります。あと、肝機能、腎機能が良いのに動けない人などはうつ病の可能性があります。

うつ病の治療

では、どうやって治療するかというと、脳の病気ですから薬物療法と、心の治療、精神療法をします。薬物療法としては抗うつ薬の投与をします。精神療法としては、ふだん皆さんのやっていることと同じで、まず聴くことです。私もこのようにおしゃべりですけれど、患者さんと相対するときは、まず聴いています。聴く中で何が問題かなと考えています。

もともと病気ではない人が来ることがほとんどなのですね。がんになったことで精神的なバランスを崩しています。ですから、健康な部分は多いので、そちらを伸ばすようにしています。

それから、患者さんにはさまざまな問題が生じています。がんになったことで、家庭内の問題があらわになったり、仕事の問題、それから、スピリチュアルの問題が出てきます。そういうことを一緒に考えて、解決していきます。一緒に考えているうちに、ストレスに対する適応力が高くなってくるので、その適応力を高くするように援助しています。

これでうつ病の話は終わります。ケアをするときに、背後に精神科の病気があることもある、ということを必ず覚えておいてください。それが大切です。ケアは大切です。けれど、その裏にある病気の存在を無視してケアは成り立ちませんので、病気があるかないかと、まず考えてからケアに当たってください。

限りある命を支える

これからはケアの話になります。私の外来に来るのは、半数近くが再発患者さんです。がんの再発は治らないということを意味します。がんの再発は、白血病の移植以外ほとんど治りません。ということは何かというと、命が限られます。多くの患者さんは数年後には亡くなります。命が限られる、その中で心をどうやって保つかが問題になってきます。

ある日、膵臓《すいぞう》がんの再発患者さんと面接をしたときのことです。この方は六〇歳の女性。膵臓がんの手術をしたのですが、再発しました。膵臓がんは、再発すると、余命は一年ぐらいです。もって二年ぐらいでしょうか。外来で話していると、「ねえ、先生、待合室で抗がん剤の順番を待っていると、もうみんなじっとしていて、暗いんです。みんな暗く、じっと待っている。だけど、誰かが話し出すと、その場が明るくなるんですよ。これはとってもうれしいことで、いろんなことを待合室で話し合います」。彼女はさらに続けます。「私は誰かと話をしたいんです。私はがんが再発したんですよ。だから先生、私は一年ぐらいで死ぬんです。だけど、だけど話がしたいんです。話をして、人生を充実させたいんです。話す機会をつくってくれませんか。今だと、なかなか話す機会がないんです」。

そう言われたらどうにかするしかないので、「わかりました」ととりあえず答えて、来月までに何とかすると答えました。そして、外来に来た他の患者さんに、「こういう人がいるんだけど、話したくない？」と聞いてみたら、「私、話したい」という人が翌月までに五人集まりました。それで、集団精神療法というのを始めました。その方はもう亡くなられましたけど、今もその方の意思は綿々と続いています。

どういう精神療法をするかというと、対象は再発がん患者さんです。集団精神療法というと、乳がんのグループ療法が有名ですが、私どものところは埼玉の奥の奥ですので、再発がん患者さんたちが話す場所がないのですね。ですから、再発がんの方を集めています。月一回、二時間。出席は自由です。なぜなら、出席できないことがあるからです。今日は体調が悪い、熱が出たとか、今日は抗がん剤治療と重なったとか、今日はＣＴスキャンと重なっているというと出られませんので、いつでもいいですよというふうにしてあります。私と臨床心理士の同席のもとでやっています。

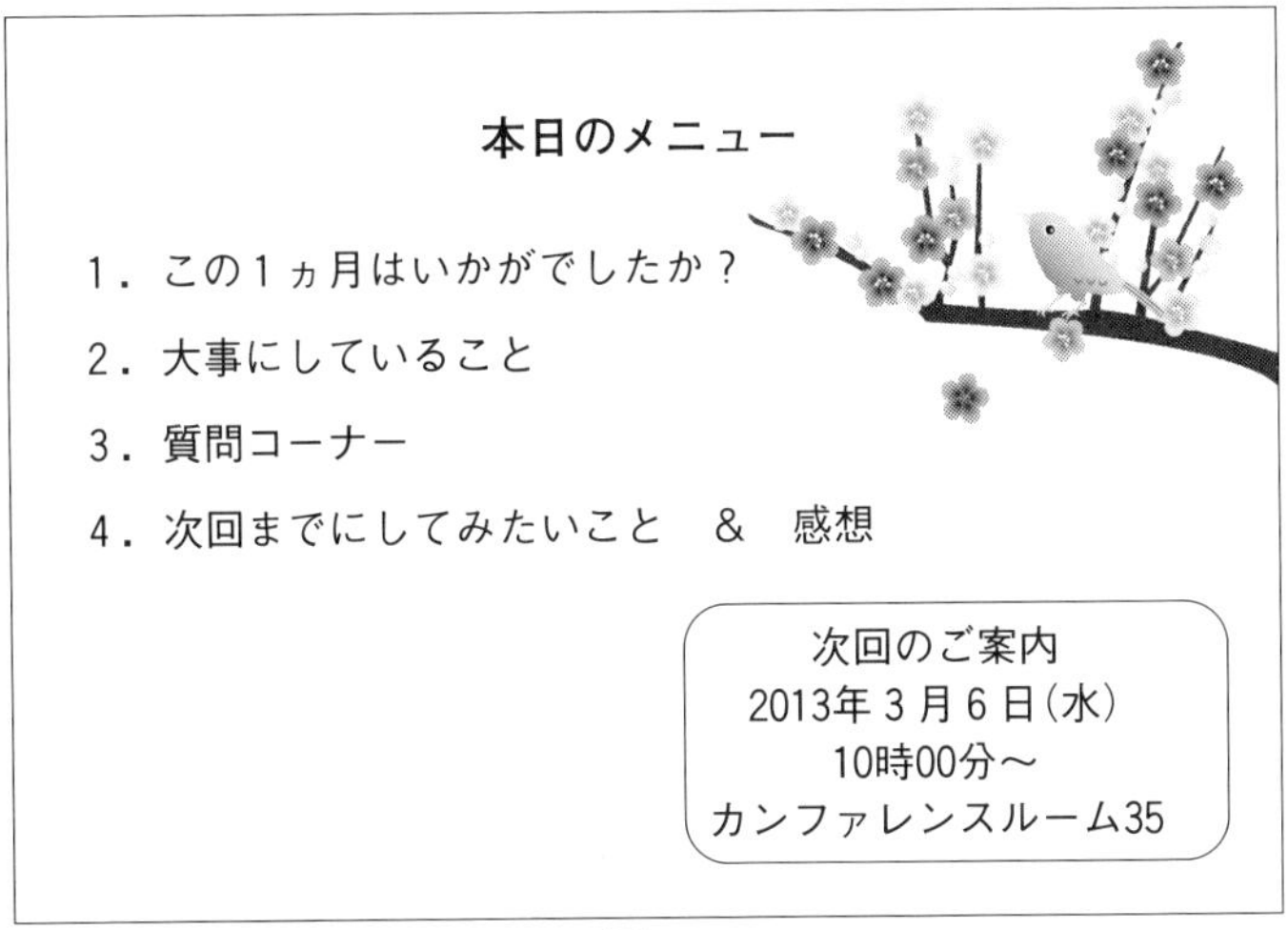
本日のメニュー
1．この1ヵ月はいかがでしたか？
2．大事にしていること
3．質問コーナー
4．次回までにしてみたいこと　＆　感想
次回のご案内
2013年3月6日（水）
10時00分～
カンファレンスルーム35

図6

患者さんには図6のようなメニューを渡します。この一カ月どうでしたかと。先月からの様子ですね。自分の大事にしているものは何ですかと。あと、皆さんは医学的な質問があるので、私が質問に答えています。私は精神科医ですけれど、昔、緩和医療病棟の主治医を四年間やったことがあって、緩和医療のことはある程度わかりますので、それに答えています。それから、次回までにしてみたいこと。このメニューだったら休んでもいいですよね。毎月同じ、先月してきたことを話し、これから翌月までの希望話すといったかたちですから。こういう形式のメニューをつくっています。

写真1が実際の様子です。私がいて、隣に臨床心理士がいます。テーブルを囲んで、患者さんたちが話し合いを行っています。今日の会にお集まりの皆さんのためにと、写真を撮ってくれたものです。

乳がんの方が去年の二月、大腸がんの方が三月に、相次いで亡くなりました。この会に動揺が走るかなと思ったのですが、大丈夫でした。心配なので「どう?」と聞いたら、「いや、大丈夫。立派な人たちと会って、私たちはとってもうれしい」と言って、今でも続いています。それから、新しいメンバーが加わって、今は患者さん九人でやっています。

彼女たちからメッセージがあります（図7）。

「私たちは再発がん患者です。いろんなことが奪われていきます。今までできた当たり前のことが奪われていく。歩けたのに歩けなくなってきた。重いものを持てなくなってきた。遠くにも行かれなくなってきた。ですけど、できなくなったことを考えても仕方がない。戻ってこない。だから、できることを考える」と言っていました。なるほどなと思いました。それから、「いつ動けなくなるかわからないから、将来ではない、今できることを楽しみます」と言っていました。

五八歳の女性の言葉を紹介したいと思います。「私は大腸がん肝転移で見つかって、もう治療はないし、これで死んでいかなければいけない。五八で死ぬのは残念。だけど、がんになったことで、私はいろんな人と知り合えた。主婦として生活していたらわからないことまでわかり合えた。いい友人にもめぐり会った。だから、自分ががんになったことは不運だったけど、自分の人生は不幸ではない」という言葉を残して、彼女は去っています。「不運だったが不幸ではない」、本当に名言です。

この彼女は、この後すぐ亡くなるなと思いました。私も緩和病棟の医者でしたから、人の亡くなる

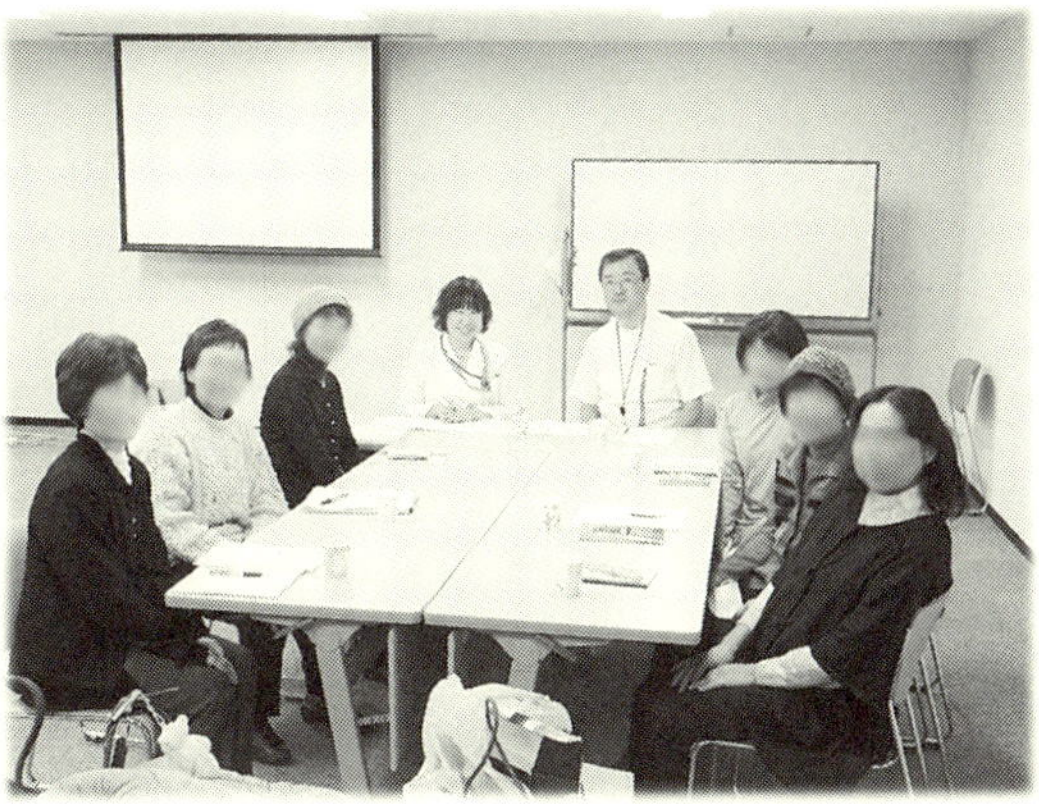

写真 1

彼女たちからのメッセージ

- ➢ できることを考える
- ➢ “今” できることを楽しむ
- ➢ 不運だったが不幸ではない

図 7

のは大体わかります。もう、一カ月くらいで亡くなってしまうなと思いました。ですから、これは、遺言だと思いました。けれど、彼女はこの後、六カ月、病院に来ています。人生の目標、こういう会に出て勉強したいという目標があったからこそ、六カ月生きたのではないかなと。やはり、人生は何らかの目標を持って生きることが大事なのだなということを思います。

写真2は、そのときの彼女の胸部X線写真です。綿雪みたいなのがわかりますか。これは、数百に及ぶ肺転移です。

写真3はお腹のCTです。縦に切って、横から見たところですね。彼女のがんはどこにあるかわかりますか。ちなみに、上の方にあるのが肝臓です。実は、下の方が全部がんです。お腹の中は全部、がんなのです。彼女はマタニティードレスみたいな服を着ていましたけれど、それは、お腹が膨らんでいるからなんです。骨にも転移しています。この黒いのは全部転移です。それでもにこにこしていて、不幸ではないと言える。これをポスト・トラウマティック・グロース（Posttraumatic Growth、外傷後成長）といいます。さまざまな苦悩の中から、いろいろなことを見いだして成長していったわけです。

実はこの人も、最初からこうだったわけではありません。最初は集団精神療法に来ても泣いてばかりいました。「私は何でこんなことになっちゃったの」と泣いていました。泣いて泣いて、苦悩を重ねて、自分は不幸ではなかったとの思いに至り、亡くなっていきました。

若くしてがんになっていますから、不運かもしれません。けれど、自分の人生には意味があったと

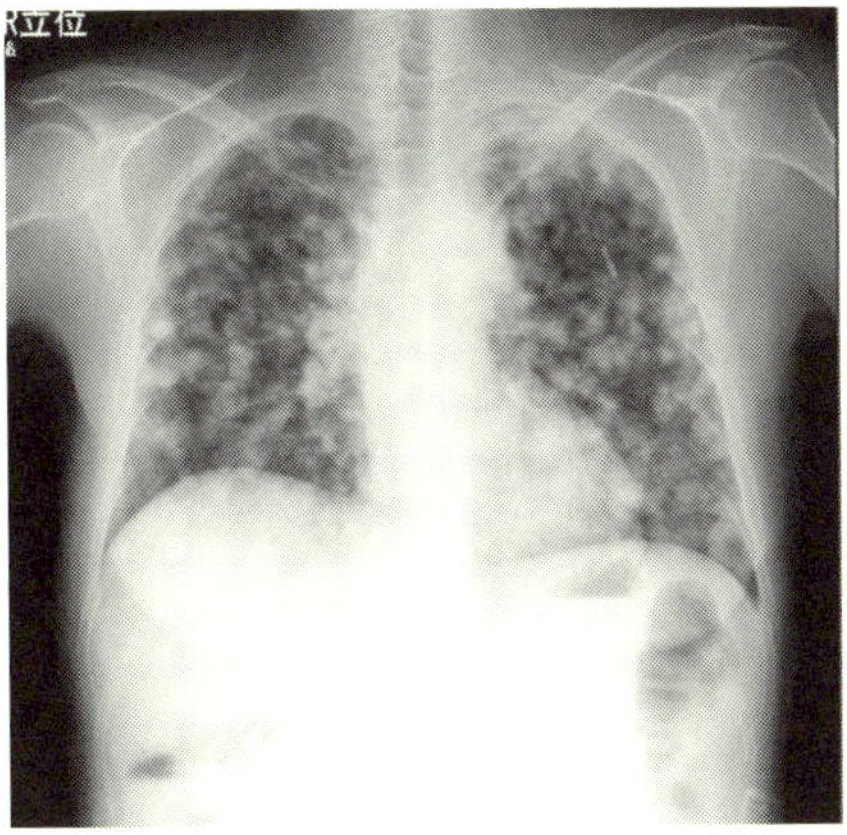

写真 2

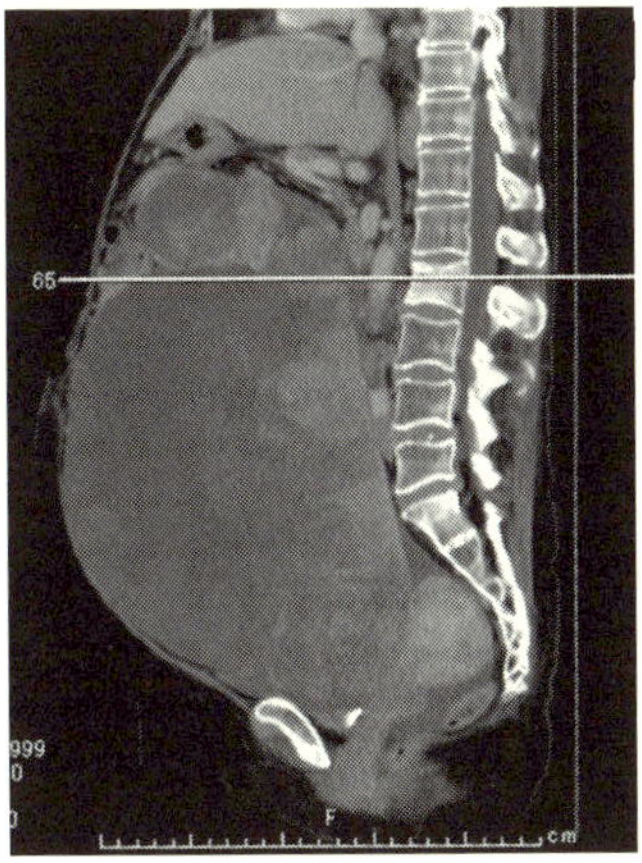

写真 3

思えるようなところに至っていただければと願いながら、私たちは診療を行っています。

■「がんに負けない」の意味

心の再生

がんに負けないとはどういう意味でしょうか。がんに勝つとか、奇跡からの生還とか、新聞などでも見かけます。けれども、がんに勝つというのはどういうことなのでしょうか。私もよくわからなかったのですが、患者さんが芸術的に表現してくれたので、その話をさせていただきたいと思います。

三六歳の女性、Bさん。小学生の子供さんが二人います。この方は、乳がんの診断で全摘手術を受けました。手術後は抗がん剤治療を約半年間にわたって受けています。それで、フォローアップのCTを撮りました。すると、何と、もう骨に転移していました。転移してしまったから、Bさんは助かりません。何年後かにBさんの命は尽きるでしょう。

血液検査で、データが悪いことがわかっていたので、彼女は不安だったのですが、再発直後の外来では、「頭の情報処理がついていかない」と言い、つらそうです。衝撃の段階にあるので、情報処理ができないのです。「私はどうしたらいいんだろう、子供が小さいし。でも、何が何だかわかりません」と訴えていました。それが二カ月近く続きました。

ずっと苦悩して、「どうしたらいいんでしょう、自分は、こうなっちゃって、子供に対して何をしたらいいんだろう。夫も具合が悪いし」という話をしていましたが、二カ月後の外来で、彼女は「がんに負けないことについて考えてみました」と言うのです。

話を聞いてみることにしました。「私、再発するまでは、病気に勝つことは、病気を完治させることだと思っていた。それで、病気ととにかく闘うこと自体が、がんに負けないことだと思っていた。だけど、再発してしまった。だから、転移したときは、もう負けたと思った」と言うのです。

「再発した、じゃあ私は負けなのかと考えてみた。そして、本当に負けることは何だろうと考えて、それは治った治らないじゃないということに気がついた」と言うのです。「何?」と聞いたら、「自分の無気力、無関心、自分の人生に希望が持てないとき、これががんに負けることなんだということに気がついた」と。確かにそうだなと思いました。我々が人生に勝つ負けるというのは何かと考えてみると、負けたときというのはこれですよね。なるほどなと思いました。

Bさんは言います。「その部分では、私はがんに負けてないんです。だから、心まではがんに侵されてないんですよ。心ががんに侵されてないので、私は負けてない」と。

その理由を挙げてくれました。去年の夏のお祭りのとき、上の子と下の子と一緒にお祭りに行って、くじ引きをしたそうです。そうしたら、下の二年生の子が当たりを引いたんだそうです。男の子です。ポケモンが好き。目の前にはポケモンのステッカーがたくさんある。おそらく本人はそれが欲しいだろうなと思って、Ｂさんはそれを取ると思って見ていた。けれど、その子が手に取ったのは、「私のための化粧ポーチ」だったそうです。このときＢさんはまだ髪の毛が抜けていましたからね。「自分の奥深くで魂が揺すぶられる感じがあった。二年生の子がこんなに考えていることに感動した」と言っていました。

この息子の姿を見た瞬間に、他の患者さんが話をしていた、「自分は不運だったけど不幸ではない」という気持ちがわかったと。「なぜなら、私は病気になったぐらいでは不幸じゃないんです。こんなに大切な人、子供たちと大切な時間を過ごせる自分は、不幸じゃないんだということに気がついた。私はかわいそうな人ではないんです」と言っていました。なるほどと思いました。Ｂさんも名言を残しています。「折れた心って再生するのね」と。

尊厳の回復

次の話題に移りたいと思います。がんになると、いろいろな症状が出ますが、人によっては歩けなくなってしまいます。

七〇歳の女性、Ｃさんです。大腸がんの診断で手術をし、手術後に化学療法をやりました。術後の経過は良好だったのですが、三年後、急に下肢に力が入らなくなって歩けなくなってしまいました。立てなくなってしまったので、ＭＲＩ写真を撮って体の中を見てみました（写真４）。

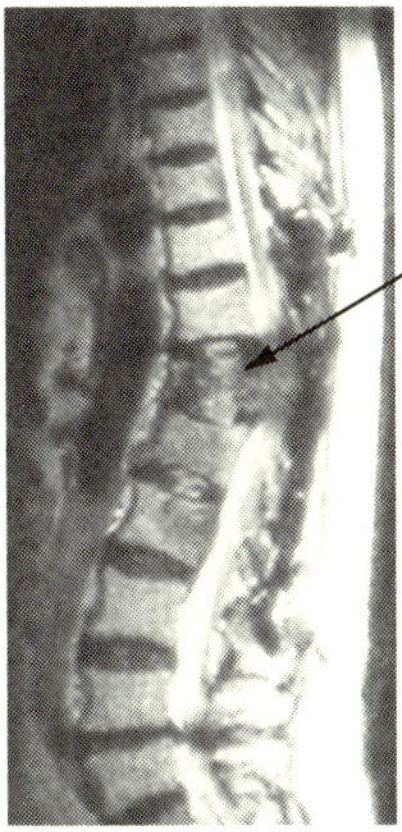

写真4

病変はどこにあるかわかりますか。矢印の指すところだけが変な形です。これは大腸がんの脊椎転移です。矢印で指しているところの上を見ると、黒い鉛筆みたいなものが見えますね。これは脊髄です。脊髄を追っていくと、つぶれているところがあります。ということは、脊髄がここから下は機能していないということなのです。だから歩けなくなってしまったのです。

そして、排尿排便が自分でコントロールできなくなります。この方は女性です。家に帰るとご主人と息子さんしかいません。「私は嫌だ」、「私はもう病院から家に帰りたくない」。「看護師さんに下のお世話をしてもらうのは仕方ない。だけど夫と息子に世話をしてもらうのはできない」と言うのです。自分で立ち上がれませんから、下の世話ができないわけです。

尿便失禁が起きると、いつ便や尿が出るかわか

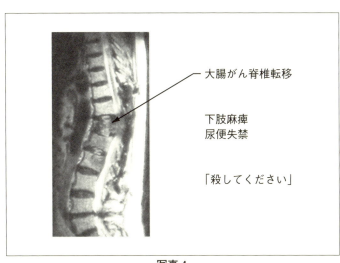

りません。例えば漏らしたらわかりますよね、変な感覚があると思いますが、Ｃさんは腹部から下の感覚がないので、便や尿が漏れた感覚がまったくないわけです。ただ、においがしてくるので、漏れたことがわかります。ですから、病室に面会の人が来ても、急に漏れてしまったら部屋中におうので、その人に帰ってもらわなければいけなくなってしまう。そういうことがあって、もう絶望してしまったのでした。

それで、朝、回診すると、「先生、殺してください」と言うのです。「お願いですから殺してください。こんなの、生きている意味ありません、私には」と。「いや、ちょっと待ってくださいよ。そんなの考えないで」と、こちらは言います。翌日、「おはようございます」と回診しますと、「先生、殺してくださいよ」。「いや、ちょっと待ってください」と。三日目になると大丈夫かなと思って部屋に入るのですが、「先生、真剣に考えているんですか。殺してください」と言うのです。向こうは真剣なんです。「こんなんで生きている意味ありますか。家に帰れないんですよ。夫と息子に下をさらすなんて私にはできません。殺してください」と。どうしましょう。殺してくれと言うＣさんに対して、我々はどう付き合うべきか。どうケアすればいいのでしょうか。

尿と便は漏れてしまい、いつ出るかわからない。家には男性しかいない。例えば家に訪問看護師さんが来たとしても、一時的ですよね。毎日「殺してくれ」と言われても、殺すわけにいかないので、みんなで真剣に考えました。それで、ナースが思いつきました。便が出るのはしようがない。我々も、朝なり晩なり、トイレに行きますね。便を出します。その便の出る時間が一定になればいいんじゃないの、と考えたナースがいたんです。

それでナースたちは頑張りました。排便管理をするのです。ナースの申し送りが終わるのは九時ですから、朝の九時から十一時の間にとにかく便を出そうということで、連日、便を出す練習をしました。一カ月ぐらいすると、何とか、便が九時から十一時の間だけ出るようになりました。その間は臭いですが、そのほかの時間は出なくなります。ナースがうまくコントロールしてくれたのです。

その間、私たちは毎日回診するわけです。そうすると、「殺してくれ」とか「何考えているんだ」と言っていたCさんが、もう言わなくなってきました。便が一定の時間に出るようになったので、午後になって、「先生、お茶飲んでいって」とか、普通に話してくるようになって、今度は、外出したいと言い出しました。どこに行きたいと聞くと、ディズニーランドと言うので、ディズニーランドに外出することになりました。民間の救急車がありますよね。それに乗って。そのときは休みを利用して、一緒に行ったナースもいました。行くと、ミッキーマウスのナースが向こうにいるわけです。ディズニーランドのナースキャストが、ミッキーマウスのキャップをかぶってお世話をしてくれて、無事に見学ができました。

ケアというとメンタルケアと考えますが、一番いいのは排便管理だったりするわけです。何がその人にとって一番苦しいことなのか。Cさんにとって心の苦しみは何かといったら、便が漏れ出てしまうことだったのです。その管理が大事だった。なるほどなと思いました。その人にとって何が一番苦痛かと私たちは考えなければいけないと、あらためて考えさせられました。便が漏れてしまうことはどうしようもないなと思っていましたが、「私が頑張るわ」と言ったナースがやってくれたおかげで、Cさんは本当に良い時間を過ごせました。

でも、実はこの後、突然亡くなりました。結局、家には帰れませんでした。あの後、骨が折れてしまったのです。断末魔の叫びを上げていました。命も短いなと思ったので、鎮静しました。だから、本当に最後の人生のいっときだけ輝いた。それしかできませんでしたが、それだけでもできたこと――Cさんの人生から「死にたい死にたい」という思いがなくなったのは、せめて我々ができたこととしてよかったかなと思っています。

看取り

ここからちょっと話が厳しくなります。医療者、家族が懸命に対応しても、がん患者さんは亡くなっていきます。がん患者さんの五割から六割は亡くなるのです。看取りの世界が私たちにはあるわけです。私も、多いときには年間一〇〇人くらいの方を看取っていました。その中には、穏やかな看取りもありましたが、どうしていいかわからないものもありました。それに関して話をさせてください。皆さんならどうするでしょうか。

三六歳の女性、Dさんです。左上腕骨の骨肉腫という病気、骨のがんです。骨肉腫は膝にできることが多いのですが、Dさんは、左上腕にできていました。手術をして、抗がん剤治療をやりましたが、再発しました。ですが、局所再発だったので、何とかなる可能性があります。担当医の先生は、「Dさん、再発しましたから、これからあなたを救わなければいけない。あなたを救うための手段は、左腕を落とすことです」と伝えました。けれど、Dさんには七歳の子供がいます。それで、Dさんは、「先生、やめてください。私には七歳の子供がいるんです。できません。子供のケアができないでしょう。子供を抱けないし」と。それで担当医が言います、「Dさん、だめ。もう危ないから落としましょう」。「お願い残して」、と問答が始まります。

結局どうなったかというと、再手術をすることになりました。担当医はベテランですから、左腕の患部を再び切除し、その後に抗がん剤治療をやりました。助かったかなと思ったけれど、だめでした。再々発。今度は胸膜に転移してしまった。もうだめです。助かりません。胸膜に水がたまっていきます。針で抜くのですが、抜き切れなくなり、呼吸が苦しくなって、緩和ケア病棟に来ました。私が担当医になりました。推定予後は大体一カ月です。

初日の朝の回診で、部屋に看護師長さんと二人で入りました。「おはようございます」。「先生、死ねないの。助けて」と言います。「私の子供は七歳なんです。子供の世話をしなければいけません。どうすればいいでしょうか。助けてください」と言っている。けれど、彼女のがんは肺じゅうに転移しています。助けられません。初日の対応は何とかなります。「わかりました。一緒にやっていきましょう」とね。

それで二日目、「おはようございます」。「先生助けて」と。助けられない。それでまた、「考えましょう」と。三日目になると、「お願いですから助けてください」と。救えないんです。四日目になると、こちらも入るのがちょっと怖い。向こうも私の気持ちを察してか、「わかりました」と。「助からないのはわかりますけど、お願いですから、子供が二十になるまで生かしてください」と言いました。十三年。こちらはもう肺のレントゲン写真を見ていますから、このころになると、これはもう二週間もたないと思っているわけです。どうすればよいか……。

テレビドラマなどでは、この後状況を受け入れていって、家族みんなが集まって、最後に「みんなありがとう」、と死んでいきます。私はそのような場面をほとんど見たことがありません。Dさんは、最後まで「助けて、助けて」と言いながら亡くなりました。最後まで本当に、「助けて。子供がいるのよ。小さい子供がいるんだから」と言っていました。

一カ月後、呼吸が止まりました。それで私は死亡確認に行ったのですけれど、Dさんは座ったまま死んでいました。助けて、死ねないという格好で死んでいました。座禅を組んで、上を向いたまま、口があいて、「助けて」という言葉を発したまま死んでいました。私は死亡確認をすることにあまり抵抗がないほうですが、このときは自分で死亡確認をしていません。担当医を呼びました。整形外科の担当医を呼んで、先生が確認したほうがいいと思いますよと言って、その先生に確認してもらいました。それが彼女に対して私ができる精一杯のことでした。

どうやって接したらいいか。根源的なスピリチュアルの問題だと思いますけれど、実際の現場はこんなものです。「死ねない、死ねない」と言って死んでいく患者さん。こういう人たちにどうやって対応すればいいのか。救えません。時間もない。どうすればいいか。緩和病棟にいると、付き合う期間が二週間から一カ月ぐらいなのです。平均在院四〇日です。半数の方は二週間で亡くなっていきますから、意識があるのは一週間しかないということになります。

四〇歳の男性、Eさん。子供さんが三歳。せきが止まらなくて病院を受診したら、肺がんでした。かつ、がんは両側の肺に多発していたのです。助かりません。延命のための抗がん剤治療をするのですが、効きません。肺がんが増えてくると肺を壊してしまうから、呼吸が苦しくなってきます。結局、呼吸困難で緩和ケア病棟に来ました。予後は二週間程度です。

呼吸困難というのはどういうものかというと、皆さん、家に帰ってから、一分間息を止めてください。一分間息を止めて、五八、五九となったときの状態が五時間続いた感じだと思ってください。それが我々が扱っている呼吸困難です。

ちょっとやってみましょうか。行きますよ。五、四、三、二、一、はい、止めてみてください。無理しなくていいですからね。――一〇秒。――一五秒。――二〇秒。まだ大丈夫ですね。――今半分です、三〇秒。だんだんこの辺から苦しくなってきます。――四〇秒。あと三分の一。無理しないでくださいね。――四五秒。――一〇、九、八、七、六、五、四、三、二、一。はい、ご苦労さまでした。苦しいでしょう。私が「三、二、一」と言っているとき、「大西、早く数えろ」と思ったでしょう。そのときの最後のころが五時間続いた状態だと思ってください。実はこれで、皆さんの血中の酸素飽和度というのが一％下がるか下がらないかです。けれど、このEさんは、呼吸困難になったときは一〇％下がっています。それぐらい苦しいものと思ってください。

入院後、がん性リンパ管症による呼吸困難が急激に進行します。呼吸困難の治療にはモルヒネを使うのです。けれど、モルヒネに反応しませんでした。

ある日、呼吸不全に陥りました。酸素飽和度が六〇まで落ちました。皆さんで九五から九七か九八ぐらいあります。ものすごく苦しいです。目の前で溺れています。本当に溺れてしまうんです。肺の機能がないから、空気中で溺れてしまうのです。

Eさんには余命が一日しかないなと思いました。苦しみを取る手段は尽くしましたが、呼吸困難は治りません。そのときに苦しみを取る手段として何をするかというと、鎮静という方法で意識を落とします。奥さんを呼んで、「苦痛を取るための手段はすべて尽くしたのですが、呼吸困難が改善しません。苦痛を取るために意識を落とします。亡くなるまで目が覚めませんが、よろしいでしょうか」という話をして了承を取ろうと思った瞬間に、Eさんを見ていたナースが来て、さっきより良くなったというので、ちょっと苦しんでいたけれど、そのまま経過を見ました。そうしたら、一日の経過で、呼吸困難はある程度落ち着きました。けれど、この状態では命があと一日しかもたないのです。回復したこと自体、奇跡的です。翌日また苦しくなって死んでしまうでしょう。

その状態で話をしに行きます。

Eさんは立派な方でした。まだ、ぜいぜいしていましたが、落ち着いて話をします。「先生、これだけの症状があれば、私の命は短いでしょう。もう私は自分で死ぬのがわかります。死ぬのはしようがないし、死ぬのは怖くありません。みんな死んでいくからしようがないんです。四十で死ぬのは残念だけど、こういうことは人間の歴史上しようがないですね。死ぬのは怖くないけど、死ぬより怖い症状を経験しました。それは呼吸困難です。もうあの苦しみは経験したくないので、お願いします」。

私は担当医です。あしたそれが起きることがわかっています。困ったなと思いました。

「わかりました。何とかします。眠らせる方法がありますので、その場合にはそれをさせていただきます」という話をしました。そうしたら、「先生、もう一つお願いがあるんです」と言ってくるのです。わからないから「何ですか？」と聞いたら、「お願いです。あしたを命日にしないでください。あした、子供の誕生日なんです。誕生日が命日なんてかわいそうでしょ」という悩みを訴えられました。目の前で言われました。皆さんならどうしますか。

これを聞いたときはびっくりしました。もうEさんは我々より数段高い精神性の中で生きているなと思いました。一番すごいなと思ったのが、これだけ苦しければ自分のことしか考えられないだろうに、まだ他人が思いやれるということです。このスピリチュアル、この精神はどこからくるのかと思いました。こんなこと考えられない。私なんか、お腹が痛くなっただけで自分のことしか考えられないのに、膝が痛いとかそれぐらいでもそうなってしまうのに、こんな明日の命も知れない人が人のことを思いやるのはすごいなと思いました。ただ、医者としては、よりによって明日か、にっちもさっちもいかないな、と思いました。もうどうしようもない。どう答えればいいでしょうか。もう答えられません。ただ、「何とかします」と答えるぐらいで終わってしまいました。

翌日になりました。

朝から呼吸が苦しくなりました。昼に猛烈に苦しくなって、夕方四時、もうどうしようもなくなってしまった。目の前で溺れています。今度こそ意識を保っての治療が限界なので、鎮静しました。四時に始めました。地獄絵みたいな世界です。本人は苦しがっています。家族は「お父さん」と抱きついて、もう激しく泣いています。本来ならケーキを食べながら笑っているであろう子供は、みんなが泣いているから、わけがわからずわあわあ泣いています。

そんな中、私と看護師が、永遠に意識を落とすための睡眠薬を入れます。四時に、始めますと言って、入れました。息が止まってしまう可能性があるので、ゆっくり入れましたら、四時十五分に意識がもうろうとしはじめ、やがて完全に意識が落ちました。本人の呼吸は安定しています。本人は苦しみから解放されました。けれども、永遠に彼は戻ってきません。もう死ぬまで意識を戻せません。

処置が終わって、ふと時計を見たら四時半。家族はもう茫然として立っていました。そこで考えました。彼は、「今日だけは」と言って去っていったわけですね。こんな真面目な人の願いですから、何とかしてかなえたい。今日の日にちを越えてもらいたいなと、私たちみんな願っているわけです、家族も医療者も。その現場で私は立っていたのですけれど、もし皆さんが、何らかのかたちでこの現場に立っていたら、Eさんに対して何をしますか。日本緩和医療学会のガイドラインというのがあり、それに従って患者さんの診察と家族のケアをします。それはやっています。そのほかに何か我々にできることはあるでしょうか。

私はそこに立って、ほかに何ができるかなと思ったのですが、できたのはずっと立っていることだけでした。医療従事者としてすべてのことをやり尽くしました。やはりもう、ここまでやってしまうと、人間の行為の限界だなと思いました。ただ一緒にいるということができる行為だったのかもしれませんけれど、考えたのは、やはり人間の限界です。我々は神様ではありませんから、人間の行為には限界があります。やれることをやった後は、あとは待たなければいけないときもあるんだなということを痛切に感じました。それは無力感というよりも、我々の持っている限界、我々人間という生物の持っている知性の限界なのだなと思っています。

緩和医療というのは、患者さんの命を長くすることもできないし、短くすることもできない。しないというのは当たり前のことですね。人間は限界があるということだと思います。あらためてそれを思い知らされながら、待ちました。待って待って、結局は翌朝三時に死亡確認をしています。これは我々の医療が良かったというよりも、今日どうしてもという本人の気持ちがまさったのではないかなと、今でも思っています。

このように、にっちもさっちもいかないケースは現場でたくさんあります。これにどう対応していくか、皆さんもいろいろ考えていただいて、この患者さんに対する良いケアの答え、今日を命日にしないでくれという願いに対する良い答えを皆さんに持ってきてもらいたい、教えていただきたいと思っております。

■ご家族・ご遺族のケア

次に、ご家族・ご遺族のケアをお話ししたいと思います。患者さんを診ていると、家族がついてきます。その家族のケアもしなければなりません。患者と家族を一単位として診る習慣をつけなければいけないので、その話をさせてください。

家族というのは大変ですね。看病しなければなりません。私の家族でもおととし、義理の母ががんになり、手術をしましたが、何と一カ月半で亡くなってしまいました。手術して十日目に亡くなりました。成長の早いがんで、何にもできませんでした。埼玉から横須賀まで看病に行くのは大変でした。治療決定に参加するために、外来の合間を縫って行くとか。それと、家庭の問題。もう、さまざまなストレスが一遍に降りかかってきました。ですから、家族は「第二の患者」、英語でセカンド・オーダー・ペイシェント（second order patient）と呼ばれています（図8）。これは覚えておいてください。

「第２の患者」としての家族

・看病

・治療決定参加

⇒様々なストレス

・仕事の問題

・家庭の問題

図８

家族外来

実際の例をまた見たいと思います。四五歳の女性の話をさせてください。

ご主人が検診にひっかかって、胃がんだとわかりました。それで手術目的で外科に入院したのですが、担当医から連絡が入ります。「大西先生、ちょっと来てください。患者さんがわなわなしちゃってて、説明を聞いてもらえないんです」ということで、私が病棟に行きました。話をすると、わなわなしている。「どうしたの」と聞くと、「検診を受けたら、胃がんとわかり、あっという間に手術まで来ちゃったので怖い」と言うのです。「いや、大丈夫。外科の先生はちゃんとやってくれるし、手術したほうがあなたにメリットがあります」と言ったら、落ち着いてくれました。先ほど言ったように、患者さんに一番多い適応障害の診断がつきますね。

手術ができることになったのですが、手術三日前になったら急にお腹が膨らみだして、検査で腹水がたまっていることが判明。針を刺して腹水を抜いたら、がん細胞が腹水の中に認められました。がん性腹膜炎。これは何を意味しているかというと、がん細胞が胃の壁を破って外に出て、お腹の中に散らばってしまったという証拠です。もう手術はできません。十数年前のことなので、この方の命は一年ない、半年ぐらいだという予後が、奥さんにだけ伝えられます。この夫婦には子供はいません。

ある日、患者さんの診察のために病棟へ行くと、担当看護師が私の近くに寄って来ました。どうしたのと聞いたら、「私は担当看護師として患者さんと奥さんを見ているんだけど、どう考えてもあの奥さんは変です。疲れ切っています。疲れ過ぎです。チャンスがあったら診てください」と言うのです。私もこのころは患者さんばかり診ていたのですが、わかりましたと言って、病室に行きました。そうしたら、ご主人は確かにしょげているけれど、奥さんはもっとしょげている。確かにナースの言うとおり。声をかけてみました。「精神科では家族の診察もしていますから、何か困ったことがあったら言ってくださいね」と言ったら、即座に、「私、保険証を持っているから、今すぐ診察を受けたいんです」と言います。じゃ、わかりましたということで、外来に連れて行きました。「家族外来」と名づけています。

外来に来た奥さんは、夫の前から離れて緊張が解けたのでしょうか、椅子にぐったり座っていました。「私、夫に何て話しかけていいかわかんないんです。夫から、『俺、大丈夫?』って聞かれるんだけど、大丈夫じゃないのはわかっているから、答えられないし。そのまま悩んで家に帰るんだけど、家には誰もいないし、寝ようと思っても、天井を見ながら眠れないし」、「事務職なんですけど、仕事をしていても熱が入らないんです」と話してくれました。この人の臨床診断は、夫と同じで適応障害。反応性のうつ状態でした。

覚えておいてください。実は、看病する患者さんの家族の三分の一は精神的に参っています。病名がついてしまうのです。家族も患者、第二の患者と言うゆえんですね。

奥さんのカルテをつくっています。今までした病気を書く既往歴欄というのがカルテにはあるので、聞いてみました。「病気をしたことはありますか」と聞いたら、「実は先生、私もがんなんですよ」と言われました。奥さんもがんでした。こんなことがあるんですね。その後調べたら、看病する配偶者の四％はがんなのです。「どうしたの」と聞いたら、「実は私、六カ月前に乳房を取っています。術後の化学療法をやっていたんだけど、夫ががんになって末期になったから、やめているんです」と言うのです。これは誰も知りませんでした。「どうして」と聞いたら、「みんなに迷惑になるから言わなかった」と言いました。けれど、病棟に伝えなければいけないなと思ったので、許可をとって病棟に伝えました。そうしたら、先ほどの看護師は「わかりました。この家族に対して、家族のケアと乳がん患者のケア、二つの看護計画を立てます」、と言ってくれたので、看護計画に組み込んでもらいました。

その後、私が患者さんと家族を診察して、スタッフが一丸となって患者さんと家族をケアしてくれたので、ご主人が亡くなるまで奥さんは倒れることなく看病を継続できました。これをチーム医療というのですけが、ちょっとだけみんなで意見を出し合い工夫し合うことが有効だなと思いました。当時、まだ「がん対策基本法」もない中、チーム医療ができたのはよかったなと、思っています。

遺族外来

夫が亡くなった後、普通、奥さんは病院に来ないですよね。けれど、外来予約が入って、この奥さんが外来に来てくれたので、「遺族外来」というものが始まっています。

遺族になるとどうなるか。遺族になる前は、皆さん、患者さんを見ていますよね。遺族になってしまうと患者さんはいません。親族だけが残ります。このときは、今までまったく出てこなかった義理のお父さんが豹変しました。俺の息子が死んだのだから、退職金は俺のもんだろうと、わけのわからないことを急に言い出しました。それで、この奥さんに圧力をかけます。五〇歳で亡くなっていますから、結構出ていますからね。

私が最初に受けた遺族外来の相談は、「退職金を渡していいですか」でした。もうこれはすでに精神科の問診ではなくて人生相談です。でも、しようがないから、「やめたほうがいいですよ。あなたも将来があるでしょう。やめたほうがいい」と言ったのですが、翌週は、圧力に負けて一千万単位のお金を渡しています。「機嫌直った?」と聞くと、「だめ。全然だめ」と。「墓石持って出ていけ」と言われ、家を追い出されてしまいました。四十九日が終わった後に追い出されていますから、「一周それからは、父の日常から赤ワインが手放せなくなった。
大げさなようだが、赤ワインのみで命を繋ぎとめていたような状態。

家族も本人さえも想像つかぬほどの心の穴。

母が突然倒れて入院してからというもの、父は帰るどころか、よほどのことがない限り寄りつかなくなってしまった自宅。

（井上紀子「父が遺してくれたもの――最後の『黄金の日日』」、城山三郎『そうか、もう君はいないのか』、142〜143頁より）

図9

忌はどうしますか」と聞くと、「いや、もう一緒にできません」と言っていました。でも、お寺は一つですからね。同じお寺、同じお坊さんで、一周忌、三回忌を別々に。交流がなくなってしまいました。

初めての経験ですが、こんなのはまれだろうなと思っていましたが、三割はこんなものです。結構多いのです。遺族外来はこれが多いです。今もまだ調停をやっています。労災の裁判や調停など、結構あります。遺族になった後、お金絡みのことがいろいろ起きています。

こういう問題も起きるのですが、やはり一番の問題は死別です。死別のことに関していろいろ考えなければいけません。

図9にあるのはある単行本の後書きです。酒浸りになってしまった作家は誰でしょうか。心の穴ができてしまったんですね。城山三郎さんです。テレビドラマにもなりました。『そうか、もう君はいないのか』という本で

す。私も興味があるので、本を買ってみました。この後書きは娘さんが書いていています。国立がんセンターの名誉総長の垣添忠生先生も『妻を看取る日』という本を書いていますが、その中で「酒浸りの生活」と書いてあります。

では、どれぐらい死別はつらいのか。日常生活のつらさ、ストレスのランキングがあります(図10)。十番目から見ると、「退職や引退」。「夫婦の和解」もつらい、「結婚」もつらいのだと、驚きながら見ました。「近親者の死」が五番目。「刑務所などへの勾留」はアメリカらしいですね。こんなアンケート、日本ではありませんね。(笑)三番目が「別居」、なるほどと。二番目が「離婚」。トップが「配偶者の死」なんですね。配偶者の死というのはものすごく大きな出来事であります。ですから、垣添先生が酒浸りなったたり、城山三郎さんがあんなふうになってしまったのも不思議ではない。死別のストレスは最大なのです。

配偶者を亡くしてしまったり子供を亡くしてしまうと、「もう自分の目の前にはとんでもない大きな壁ができて、乗り越えられない」ように感じてしまいます。それから、「私は孤独、みんなは遠くのほうにいるだけ、私は孤独で誰にも手伝ってもらえない」、と思うようになってしまうわけです。ですから、そういう人たちに対して、私たちは、悲しみを聞く必要とケアの必要を考えて、遺族外来を開いています。

次のようなご遺族に対して、どう対応したらいいでしょうか。

六八歳の男性です。結婚した一人娘さんが卵巣がんで亡くなってしまいました。三一歳のときに幸

日常生活におけるストレス

死別は最大のストレス
(Holmes & Rahe, 1967)

順位	出来事
1	**配偶者の死**
2	離婚
3	夫婦の別居
4	刑務所などへの勾留
5	**近親者の死**
6	自分のけがや病気
7	結婚
8	解雇
9	夫婦の和解
10	退職や引退

図10

せな結婚をしたのですが、三六歳で卵巣がんになって、三八歳で亡くなりました。面接中、「先生、七年前ね、私は横浜の海岸教会で、娘をバージンロードに送り出したんですよ。赤いじゅうたんの上で、とても幸せでした。七年後、棺おけを担いで教会に入りました」と。どう答えるべきか。私は、フリーズして答えられませんでした。けれど後で、それでよかったんだなとわかりました。後で説明します。

四五歳の女性がこう言います。ちょうど今ごろ、一月でしたね。「先生、娘は寒くないかしら」と。「うん、じゃあ、湯たんぽを買ってあげたらどうですか」。「ああ、それいいですね、ありがとうございます」と、その日は外来を終えて帰っていきました。翌日の外来。「ねえ、先生、湯たんぽ買ったの。見て」

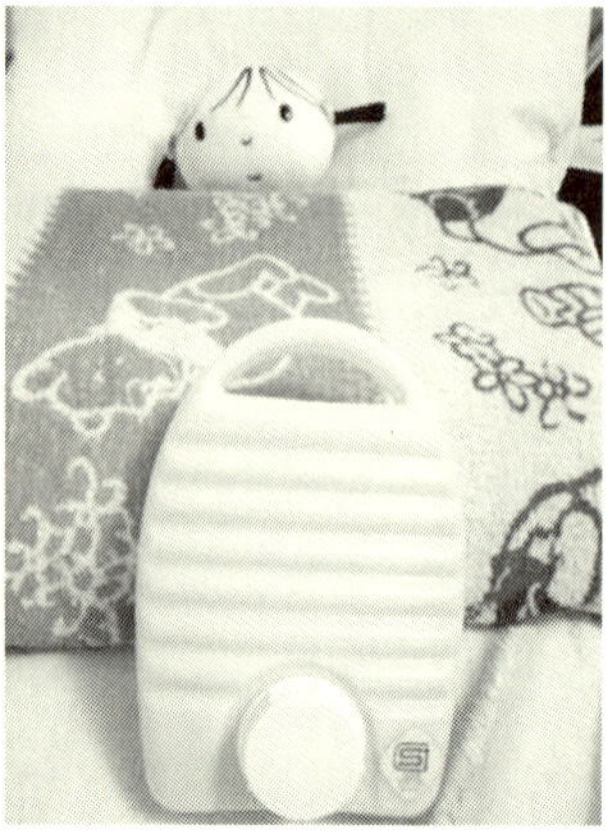

娘さん

2年前、白血病で死亡。

享年13

写真5

と言って、湯たんぽの写真を持って来ました。お弁当箱ぐらいの大きさのかわいい湯たんぽ（写真5）。上に人形がありますが、肝心の娘さんはどこにいるかと。実は、ここは遺族外来です。娘さんはすでに二年前に亡くなっています。けれどこのお母さんは、娘が寒くないか心配しているのです。

私はこの人に睡眠薬を処方していません。この人は、湯たんぽがあると眠れるのです。湯たんぽがないと眠れない。こういう行動をとるお母さんは精神疾患かそうでないか、どちらでしょうか。

ちなみに、これは正常反応です。例えば、弔辞を読むときに、あたかも生きているかのごとく話しますね。また、仏壇に向かって、「お父さん、行ってきます」とか、家に帰ると「お父さん、ただいま」と言って話しかける人もいます。お墓に向かって、「お父さん、来たよ」と言う方もいます。

それは別に、妄想でも幻覚でも何でもない。それは正常反応。この行為のほかは正常に暮らしているので、正常反応ととらえることができます。

なぜ遺族ケアが必要か

なぜ遺族のケアをしなければいけないか、考えてみたいと思います（図11）。まず、遺族になると死亡率が上がります。特に五五歳以上の男性で妻を亡くすと、死亡率が一年間にわたって四〇％上がります。女性も、わずかですが上がります。それから、精神疾患の罹患率が高い。なかでもうつ病になりやすい。うつ病は一〇〇人中三、四人いる病気ですが、いわゆる一周忌が終わった十三カ月目の人を一〇〇人診ると、一五人がうつ病です。

それから、自殺率が上がります。これは北欧のデータですが、女性一〇倍、男性六六倍。日本でもいますよね、妻を亡くした後に自殺した人。文学評論家の江藤淳。『妻と私』という本を書いた後、自殺しています。それから、テレビで気象キャスターとして活躍した倉嶋厚。妻を亡くした後、高層団地で自殺しようとしました。彼の場合は未遂です。その後出版した『やまない雨はない』という単行本には、自殺に至るまでの様子が克明に書かれています。

それから、皆さんと考えなければいけないことがあります。遺族ケアをすることがあると思います

なぜ遺族のケアが必要か？

（Parkes, C. & Weiss, R., 1983; Ishida, et al., 2011）

- 死亡率が高い　**男性で40％上昇**
- 精神疾患罹患率が高い　**死別１年うつ病15％**
- 自殺率が高い　**女性10倍　男性66倍**
- 援助を求める遺族　**うつ病40％**
- 介入が不安、緊張などを軽減

後治療
（postvention）

図11

が、援助を求める遺族、苦しいから話を聞いてくれと言う遺族にそのまま遺族ケアをしていいかということです。我々のところにも関東中から遺族が来ますが、最初にやることは、詳細な医学的な問診です。なぜなら、初診時にうつ病になっている人が四〇％もいるためです。この人は死別の苦しみプラスうつ病の苦痛を二つ抱えています。うつ病の苦痛は薬で取れます。ですから、もし遺族にかかわることがあったら、最初に、この人はうつ病になっていないかどうかを確認してください。うつ病があった場合には、医療機関に紹介してください。それが肝心です。

うつ病のつらさが取れてから、遺族ケアをやればいいわけです。我々もうつ病と診断したときには、話を聞くよりも、今日はあなたは薬を飲んで寝なさいと対応しています。とにかく薬をもらって寝てくださいと。それで、うつ病の症状が改善してから、遺族ケアを始めます。

それから、介入が不安、緊張などを軽減します。これはポストベンション（postvention　後治療）といいます。造語です。プリベンション（prevention）が予防、インターベンション（intervention）が医学的介入、ポストベンションが遺族ケアとなります。pre-、inter-、同様にpost-をつけて、造語になっています。

支援の実際です。「いつも一緒にいたのに……。夫ががんだと気づきませんでした」、と言う遺族がいます。この日本語は文法的には合っていますけれど、医学的に間違っています。検診でもしない限り、がんには気づきません。私も実は、父親のスキルス胃がん、義理のお母さんの乳がん、義理のお母さんの盲腸がん、三回とも気づいていません。ですから、「あなたは一回ですね。私は三回ですよ」と言うと、「ああ、先生も気づかなかったんだ」と、安心していただいています。

それから、「鎮静、意識を落としてしまうことに同意したことを後悔しています。早く死なせちゃった」と言う遺族がいます。これも文法的には合っていますが、医学的には間違っています。鎮静に同意して、鎮静をしたからといって早く死ぬという証拠はまったくありません。実際調べた人がいて、どちらも同じ時刻に亡くなります。だから、あなたが鎮静に同意したからこそ、苦しまずに同じ時刻に死んだんですよ、と説明しています。間違って後悔している人が多いので、その場合に修正しています。ああ、そうだったんだ、私の選択は正しかったんだというだけで、楽になって帰っていただいています。

正しい援助を知る

援助は正しいとお考えでしょうが、実は、正しくない援助が多くあるのです。どれぐらいの援助が有効か、逆に有害かというと、実は、知らない人がやると八割が有害です。ですから、役に立たない援助（アンヘルプフルサポート unhelpful support）があるので、それに関して勉強したいと思います。

役に立たない援助はさまざまなものがあります。仏壇の前で泣いている人が「そんなに悲しんでると成仏できないわよ」と説教されたり、遺骨と一緒に暮らしている人が「納骨しないとだめよ。お墓に来た人に申しわけないじゃない」と言われる。これはわからないので、一応、お坊さんに聞きました。悲しんでいると成仏できないんですかと聞いたら、大丈夫です、成仏できますと言っていましたし、それから、納骨しなければだめですかと聞いたら、納骨しなくて構いませんと。この間、牧師さんにも聞いたら、問題ないと言われたので、いいと思います。

それから、「新しい趣味でも始めたら？」とか、「子供を産みなさい」と言われることもあります。あと、価値下げ。死別の価値を下げようとする言動です。「あなたは子供がいるでしょう。子供がいない人もいるのよ」とか。あと、「あなたより苦しんでいる人はいるのよ。事故で死んだ人は一日よ。あなたは二年半も時間があったじゃない」と。がんで亡くなるまで年単位ありますから、「しゃべる時間があったでしょう」と。死別を過小評価しています。

これは、役に立たない援助です。言っている本人は援助しているつもりなのです。けれど援助になっていないから、役に立たない援助といいます。これは、死別した人を前にして何と言えばよいかわからなくなってしまって、こんな言葉を発してしまう、と言われています。ですから、知識を持ってかかわることが必要です。

でも、これはまだいい。援助しようと思っているから。ひどい例もあります。心筋梗塞で夫を失った女性が家の仏壇の前で泣いていると、ある人が線香を上げに来ました。その人は無言で線香を上げて、帰る前に一言、「おめえのせいで死んだんだよ」と言って、そのままバタンと扉を閉めて帰ってしまいました。もう、残った奥さんは震え上がってしまって、外来に来ました。それで主訴は、「私が殺したんですか」でした。「違います。私の父も心筋梗塞で死んでいますけど、私のせいじゃありません」と伝え、少なくともこの人に今近寄らないでください、と言ってあります。

膵臓がんでご主人を失った女性。告別式のときは誰がどこに座っているかわからず、花輪の位置もわからず、息子さんに任せます。終わった後、家の仏壇の前でしくしく泣いていると、息子のお嫁さんのお父さん、義理のお父さんから電話がかかってきます。「おい、何で俺の花輪が外なんだ。謝りに来い。ふざけんなよ。何で俺を後ろに座らせるんだ」と。遺族の気持ちより、自分の花輪の位置や座席の位置を大事にしている人がいます。この人は、これを言われて五年間うつ病になって、治すまで大変でした。今は元気になっていますが、当時はこれがとてもつらかったと回想していました。だから、付き合いはもちろんありません。

それから、亡くなった子供宛てに進学塾の入学案内が送られてくることがあります。ダイレクトメールで、名簿で関係なく来るわけです。

このお母さんは、これでつらかったそうです。有名進学塾です。思い切って、はがきを送ってきたその支部に電話をかけました。私の娘は亡くなっていますと。先ほどの湯たんぽの女性です。つらいからこういうことをしないでください、と言ったのです。そうしたら、塾の担当者は何と言ったか。「すみません」が普通ですよね。ところが、返ってきた言葉は、「私たちは正規のルートから名簿を入手してます。何なら、出るとこ出てもいいですよ」でした。これが有名進学塾の事務所の中で言う言葉か、どうやって子供の教育をしているんだ、と思います。これは本当にあった話です。お母さんは泣いて帰ってしまいました。

翌月、また泣いて来ました。「どうしたの」と聞くと、「またほかのところから来た」と、はがきを持って泣いているわけです。どうしますか。どうしようもできないですよね。わかったと、私が家族に化けました。携帯電話をとって、はがきに書いてある電話番号に電話をかけました。「○○塾でございます」と言うので、「はがきが来ました」と言うと、「どこのコースにしますか」と言われたので、「死んでいます」と言いました。そこで正体をあらわして、「すみません、私は、入学塾案内が来た人の、亡くなった娘さんのお母さんの担当医です。あなたのところからはがきが来たので、目の前で泣いています。お願いですから名簿から削除してください」と言ったら、その塾の担当者はわかってくれて、「わかりました。すみません。削除いたします」と言いました。ご遺族に電話をさせるわけにいかないので、私がこういうふうにやるしかないなと思って、やりました。こういうこともしています。

ちなみに、この間、調停が二件終わりましたが、今も訴訟が一件あります。もう、ひどいです。治療費返せとか、遺産をよこせとか、むちゃくちゃです。本当に、何でこんなあほらしいことが起きているんだと思うぐらいのことが起きています。けれど、遺族を守らなければいけないので、アイデアを提供しています。

それから、興味本位な詮索も有害です。全国調査によると、日本中の遺族の六割ぐらいが言われています。「がん家系なの?」「検診行かなかったの?」「どうして気づかなかったの?」「食べ物気をつけてた?」と。こんなのはケアでも何でもありません。自分の興味を遺族を通してかなえようとしているだけです。もうこんなこと言わないで、と思います。

遺族ケアというのは、私たち医療者がやるケア、そして皆さんみたいに熱心なケアの提供者がやるものがありますが、社会全体が死別に対するケアを知らなければだめなのです。それがまだまだ知られていない。ですから皆さんは、今日学んだことを地元に持って帰って、レクチャーしてください。地元がしっかりしていないとだめなんです。これを言われるから、遺族はごみ出しにも行けなくなってしまう。行くたびにこんなことを聞かれてしまうと、引きこもりの原因になってしまいます。我々が医療機関でやるケア、ケアの専門家がやるケア、そして、社会全体のレベルアップが必要です。そういうことがまだ日本でできていないのです。この先進国日本でですよ。遺族にそんなこと聞くなよ

【有害な援助】	【有用な援助】
アドバイスをする。	同じ境遇の人と接する。
回復を鼓舞する。	感情を吐き出す機会を持つ。
陽気に振る舞う。	誠実な関心を示す。
不遜な態度をとる。	そばにいる。
過小評価する。	
私はあなたがわかる。	

（Lehman, et al., 1986）

図12

ということが起きています。そういうものをなくすのが、私の願いでもあります。

ですから今、「言ってはいけない言葉集」というものをつくろうと思っています。

図12の左が有害な援助、右が有用な援助。どう違うでしょうか。

よく見ると、有害な援助はアクティブです。アドバイスをしてみたり、「元気になりなさい」と言ってみたり、陽気に振る舞ったり。「大したことないわよ」と言ってみたり。上から四つがアクティブですね。下の、「私はあなたがわかる」ということだけが穏やかなように見えますが、実はこの言葉が一番嫌われています。我々ケアをする者は第三者です。二人称の死別を経験している遺族のつらさはわかりません、遺族の悲しみの深さには追いつかないけれど、ベクトルを合わせる努力はします。同じ方向性に向かいたいと思います。私も、「わかりますか」と言われれば、「わからない。だから話を聞いて理解に努めている」と答えています。

有用な援助は、遺族同士の話し合い、そして、遺族が気持ちをそのまま話せる機会の提供。ケアの提供者は何をするかというと、誠実な関心を示し、そばにいる。話せとは書いてありません。だから、我々は何をするかというと、そばにいることなんです。先ほどのバージンロードの話、娘さんを亡くした父親の言葉に、私はフリーズしてしまいましたけれど、フリーズしていてよかった。私は誠実な関心を示してそばにいたのですから。やたら、変な言葉を発していたら、ご遺族は不快な気持ちになったでしょう。ですから、皆さんも、ご遺族と接してつらい言葉が発せられて、何と言って慰めていいかわからないときには、話さないことです。私も話せないときはあります。そのときは話しません。とにかく、そばにいるようにしています。

おわりに

いろいろ話をしてきましたが、これが最後です。私は神奈川県の逗子というところに住んでいます。この絵（図13）の中央、灯台のある所が江ノ島です。後ろは富士山。ちょうど冬の今ごろの季節は、朝になると空気が澄んでいるので、一直線にすごくきれいに見えます。実はここが、富士山と江ノ島が湘南地区で一番きれいに見えるところなんです。朝ご飯を子供と一緒に食べていたら、膵臓がんの

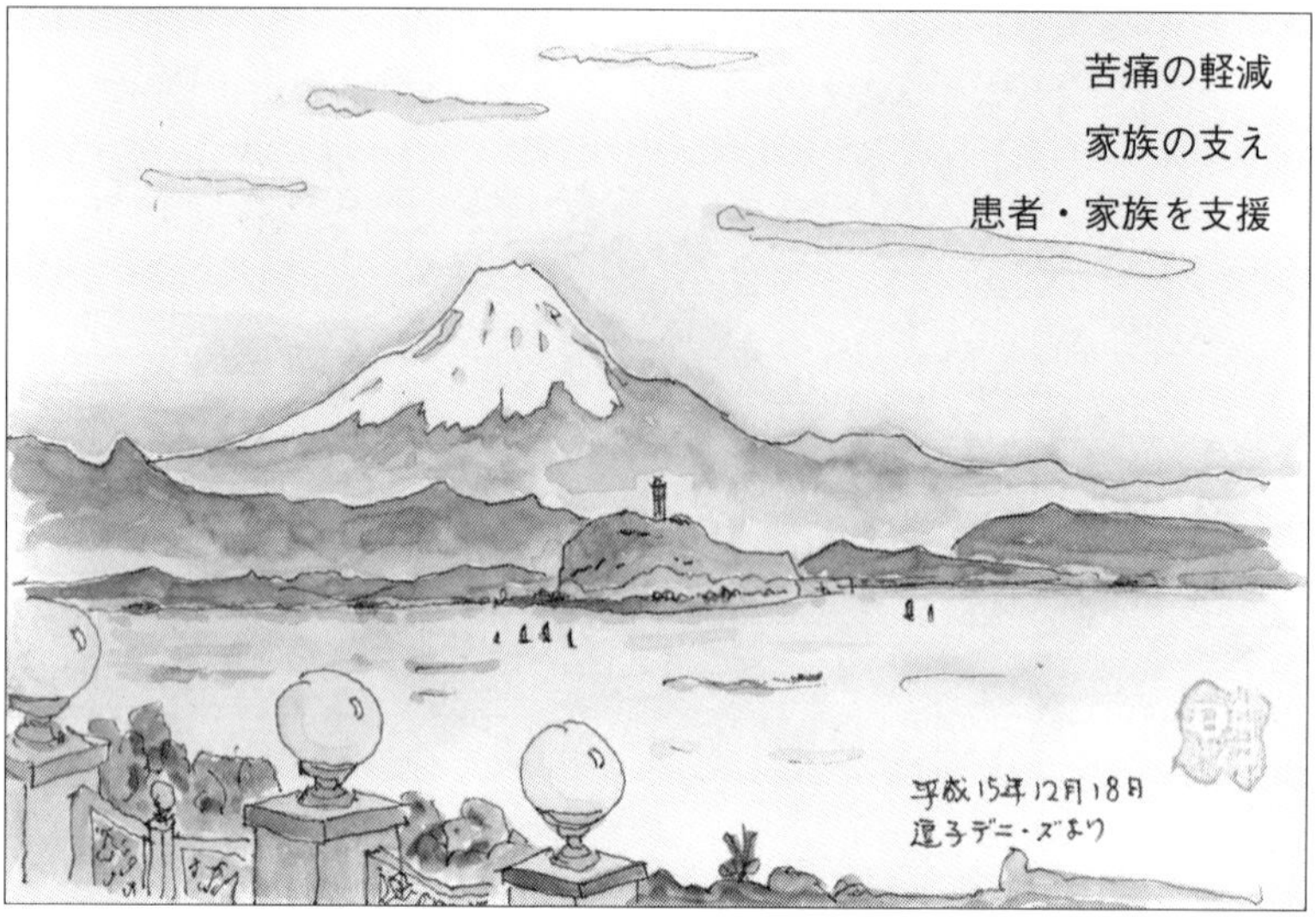

図13

末期患者さんが家族と一緒に来たのです。一緒にご飯を食べました。数日後、その日の絵といって、絵手紙を描いてくれました。この数カ月後に亡くなります。ですが、何で人生の最後にこんなきれいな絵を描けたのでしょうか。私だったらきっと、黒地に黄色で「恨む」とか書いて死ぬかもしれません。けれど、この人はすごくきれいな絵を描いて亡くなるわけです。どうやったらこんなことができるのでしょうか。

やはり、痛みを軽くすることが第一です。この患者さんの痛みはオピオイド（医療用麻薬）でコントロールされていました。そして、私が心のケアをやっていました。でも、この人は痛みがコントロールされていたので、メンタルは落ち着いていていました。それから、膵臓がんが進行すると、痩せて体力が落ち、思うように動けなくなります。ところが、前日夜に、海が見たい、富士山が見たいと言ったら、奥さんが子供に電話して、翌朝、一緒に連れて来てくれた。家族の支えがとても良かったのです。いい家族でした。そして、我々医療従事者は患者・家族を支援しました。

要は、当たり前のことなのですね。当たり前のことが行われることがやはり大事です。でも、そのために何が必要かというと、今日のような勉強会です。おそらく今日の話はみんなどこかで聞いたことのある内容で、復習になるかと思いますが、リニューアルしてください。何回も何回も繰り返し聞いて、それを実践に持ち込んで、臨床応用をして、自分の力を高めていく。私の講演がリニューアルの参考になれば幸いです。

（二〇一四年一月十七日、ヴェリタス館教授会室）

参考文献

Buckman, R., *How to Break Bad News: A Guide for Health Care Professionals.* Johns Hopkins University Press, 1992.

Derogatis, L.R., et al., The prevalence of psychiatric disorders among cancer patients. *Journal of the*

American Medical Association, 249(6): 7 751-757, 1983.

Holmes,T. & Rahe, R., The Social Readjustment Rating Scale. *Journal of Psychosomatic Research* 11 (2): 213-218, 1967.

Horowitz, M.J., Phase oriented treatment of stress response syndromes. *American Journal of Psychotherapy*, 27(4), 506-515, 1973.

Ishida, M., et al., Psychiatric disorders in patients who lost family members to cancer and asked for medical help: descriptive analysis of outpatient services for bereaved families at Japanese cancer center hospital. *Japanese Journal of Clinical Oncology* 41(3): 380-385, 2011.

Lehman, D.R., et al., Social support for the bereaved: Recipients' and providers' perspectives on what is helpful. *Journal of Consulting and Clinical Psychology*, 54(4), 438-446, 1986.

Massie, M.J. & Holland, J.C., Overview of normal reaction and prevalence of psychiatric disorders. In Holland J.C., Rowland J.H., eds., *Handbook of Psychooncology: Psychological Care of the Patient With Cancer*, Oxford University Press, 1989, pp.273-282.

Parkes, C.M. & Weiss, R.S., *Recovery from Bereavement*, Basic Books, 1983.（C・M・パークス、R・S・ワイス著、池辺明子訳『死別からの恢復』図書出版社、一九八七年）

垣添忠生『妻を看取る日——国立がんセンター名誉総長の喪失と再生の記録』新潮社、二〇〇九年。

ロバート・バックマン著、恒藤暁監訳、前野宏、平井啓、坂口幸弘訳『真実を伝える——コミュニケーション技術と精神的援助の指針』診断と治療社、二〇〇〇年。

城山三郎『そうか、もう君はいないのか』新潮社、二〇〇八年。

第Ⅱ部

スピリチュアルケアと信力の一考察

窪寺　俊之

一　問題の背景と研究目的

（1）問題の背景

終末期がん患者は「元気になったら、一度故郷に帰りたい」「娘の結婚式に出たい」「死んだら天国で両親と再会したい」「死ぬ前に家族ともう一度会いたい」などと訴える。これは患者の「希望」と言われていて、身体的苦痛や社会的困難の中にあっても患者の心の支えになるものである。臨床現場ではこのような叫びに応えることが求められていると、J・ペンソン（J. Penson）は患者の希望に応える医療者の責任を指摘している。しかし希望は必ずかなえられるわけではない。にもかかわらず希望を持つことの臨床的意味は確認されている。[1] マーティン（L. R. Martin）とディマテオ（M. R.

DiMatteo）は、信仰を持つことが病気予防や回復の早さに積極的意味を持つことを明らかにした研究を紹介している。[2] クリスチーナ・パカルスキー（Christina M. Puchalski）は宗教は苦難・絶望的状況をより広い視野から理解する枠組みを提供すると述べている。[3] その上で、宗教が持つ教義、儀礼なども適切な意味や目的を与えてくれるという。

「希望」は「こうあってほしい」という願望が根底にあるもので、実現可能性のないものも含まれる。例えば、死の臨床研究をしたエリザベス・キューブラー・ロス（Elisabeth Küblar-Ross）は死への段階の第三段階に「取り引き」があり、患者は医師や神仏との「取り引き」を行うと述べている。[4]「取り引き」の目的は生命の延長や願望の実現であり、その「取り引き」がかなったとき、患者は一瞬の輝きを取り戻すと語っている。人は危機状況の中では希望のみならず夢や幻を創り出してまで生き延びようとすると、ナチス・ドイツの強制収容所で極限状況を経験したヴィクトール・E・フランクル（Viktor E. Frankl）は述べている。[5] 極限状況では、その夢や幻はまったく根拠のないことであるにもかかわらず、本人はそれを信じることで自分を支える力を得ていると言える。そのことは「信じること」の重要性を語っていると言える。本稿では「信じる力」を「信力」と呼ぶ。

「信力」は一般的にはあまり使われない語であるが、『日本国語大辞典　第二版　第七巻』には、「自分を信頼する心。自信の力」と説明されている。[6] 本稿では「信力」とは、「ある対象（可視的、不可視的）を信じる心理的力」と定義する。この定義ではある対象や事柄を「信じる」という行為が本人の心の状態によって揺れ動くことが想定されている。病状の悪化のために自分自身がどうなるのかわからなくなり、不安や恐れのために集中力、理解力、判断力を失って自分を「信じること」ができなくなり、自信を失うことが起きる。このような患者を人間らしく生きるように援助するとは、どういうことなのか。医療的、経済的、家庭的問題など、多くの問題がかかわっているが、その一つが神仏、他者、自分を「信じる」ケアである。本稿は特に神仏への信仰、他人への信頼、自分への自信の三つに焦点を当てて分析する。

本稿は終末期医療でのスピリチュアルケアと患者の「信じる力」の関係を明らかにすることを目的にする。特にスピリチュアルケアの役割や意義については、他の論文で扱ったので[7]、本稿は「信じる力」に焦点を当てて「信じること」の癒やしの力を明らかにする。

(2) 研究目的

危機状況で生きるためには「生きる意味や目的」が必要であると説いたのは、強制収容所の生活から生き延びた精神科医のフランクルである。彼は作品の中でしばしば、人生にはいかなる時にも生きる意味を見つけることが重要だと書いている。「私たちは、人間として生きている意味と価値を、絶対的に信じていなければならないでしょう」と書いている[8]。加えて彼は、「究極の意味、存在の超意味を信じようと決断すると、その創造的な結果があらわれてくるでしょう」と述べて[9]、人生の究極の意味、存在の意味を「信じようと決断すること」から生きる道が開かれることを明らかにしている。

フランクルの「信じようと決断すること」は、生きる意味や価値を見つけることが重要であると同じように非常に重要なテーマである。しかし、多くの研究者は生きる意味の重要さを指摘しているが、その意味を「信じること」には十分な注意が払われていない。本稿は危機状況の中で好転が望めず、未来の悪化が予想されるとき、「信じること」とは何か、その特徴、構造、機能、成果を明らかにしたい。

これまでの研究では、「信じること」は宗教の問題として扱われ、そのために既存の宗教（仏教、キリスト教など）がどのような信仰を持っていたかを扱ってきた。例えば、宗教学者岸本英夫は五〇歳のとき、悪性の皮膚がんになり生命の危機を迎えた。彼は個人的に宗教を信じていなかったので頼るものがなく、「私は、その死にたち向かうにあたって、もっとも有力な武器である死後の生命の存続という信念をもっていないのである。素手で死の前にたっているようなものであろう」と述べている。[10]彼は宗教が語る内容を信じることができなかった。彼は宗教があれば自分を支える力になることはわかっていたが、あえて、宗教を信じることを放棄した。彼が行き着いた境地は「死は別れである」と受けとめることであり、「死に対する考えかたが、わかったような気がした」と言う。[11]さらに「死というものが、今まで、近寄りがたく、おそろしいものに考えられていたのが、絶対的な他者ではなくなってきた。むしろ、親しみやすいもの、それと出逢いうるものになってきたのである」と述べている。[12]ここで教えられることは、「死は別れである」という解釈は単なる解釈以上のものとなり、彼の「信念」になったことである。信念になったとき、自分にとって間違いない真理として受けとめられたのである。この瞬間に主観的真理は人間の日常性を超えた別次元の事柄として受けとめられ、永遠につながる真理、永遠に続く真理、すべての民族・文化にも共通する普遍的真理と変化したのである。彼は「信じること」ができるものを見つけたのである。このように「信じること」で彼自分を支える力を持ったのである。

こう考えると、自分の身に死が迫るような危機状況では、二つのことが重要になることがわかる。第一は「生きる意味や目的」を持つこと。特に「生きる意味や目的」の内容の問題である。宗教は「生きる意味や目的」を神仏のことばとして語っている。そして、第二は、その生きる意味や目的を真理として「信じること」と「決断すること」である。

ここでフランクルと岸本を取り上げたのは、「信じること」の意味を考えるためである。フランクルは、①「究極の意味、存在の意味」があること、②それを「信じる決断すること」。この二つのことが極限状況にあっても人間を尊厳ある人として生かす力になると言っている。岸本は既存の宗教は信じなかったが、自分が創り出した信念「死は別れである」を確信することで心の安らぎを得たのである。フランクルと岸本に共通する一つは、それぞれが生命の危機に襲われ、その危機が非常に緊迫していた点である。このような緊迫した状況では信の内容だけではなく、信の内容を「信じる決断をすること」が緊急の課題になるのである。しかし、「信じること」には、葛藤や戸惑いが生じる。決断とは、葛藤の中で心を定めることで、迷いを払うことである。迷いを払うことで力を一点に集中して自分を取り戻す力になる。「信じる」とはある一点に自分の立場を定めることで、迷いから解放されることである。「信じること」には、過去の生活、価値観、生き方への執着を振り払って、新しい価値観、生き方、世界観に自分を委ねる意志的決断が重要になるのである。[13]

今までの研究では、宗教が医療の中で問題になるとき、仏教的死生観やキリスト教的死生観が問題にされている。[14] その結果、宗派の違いによる死生観の比較が語られることが多かった。そこで本稿では既存の宗教の信じる内容とは無関係に、「信じること」を宗教心理学的に明らかにすることを目的にする。宗教心理学的方法を用いながら、①「信じること」の種類、②「信じること」の特徴、③「信じること」の機能、④「信じること」の構造（必要、対象、信をもたらす根拠）、⑤「信じること」の成果を明らかにする。

二 「信じること」に関する先行研究

ここでは「信じること」に関する宗教心理学的研究を概観する。

(1) 松本滋

宗教心理学者の松本は『宗教心理学』の中で、「信仰の心理構造」という節を設けて、人間の誕生からの一生の中で信仰がどのように形成されるか発達心理学的考察を行っている。[15] 彼は、①信じる対象と②信じ方の二つの問題を扱うべきだと語っている。彼はさらに信じる営みをレベル別に分けて、①信念(belief) ②信頼(trust) ③信仰(faith)としている。[16] しかし、この「レベル」が意味するものを明確にしていない。ただ、彼は認知機能の度合いを問題にしている。ここで松本は「信じること」が含む認知的・知識的要因に触れているが、「信じること」の構造を宗教心理学的視点から十分に明らかにしたとは言えない。

(2) 鶴岡賀雄

宗教哲学者の鶴岡は論文「権威・伝統・信仰」の中で、信仰の構造を「信仰の対象」と「信ずる行為」に分けて、宗教哲学的に明らかにしている。特に「信ずる行為」について、人を信仰へと決断させるものは、伝統に裏付けされた権威であるとしている。権威は伝統の中で人々が信じ続けてきたことから生まれたものであると述べている。[17] そして、「信じる主体の態度は、……その人をして、そのように信じさせる――未知ないし不可知の事柄を真として受け入れさせる――何かが、積極的なモメントとして作動している」と述べている。[18] モメントになっているのは、伝統であり、それが権威をもって伝えられてきたことであるという。具体的には「それを伝えてくれた『人を信頼する』側面が必ずあるだろう」と述べている。[19] さらに、鶴岡は「信仰とは、人を信じるのである。信仰とは必ずや人への信でもある。信ずるという語の重要な用法として信頼する trust という方向のものがあることは、信仰のこの側面を明示するものと思われる」と語っている。[20] そしてその方向へ動かすものは伝統の中に「自分よりも大きなもの、優れたもの、よきもの」を認めているからであるとしている。[21] その意味で「信仰とは自らより偉大なもの（者）の発見でもある」と述べている。[22] 彼は「信じること」の重要性に注目して、宗教哲学的に明らかにしていると言える。

（3）山岡政紀

言語学者の山岡は論文「人間学の探究（7）――人間にとって『信じる』とは何か」の中で、「信じる」ことを言語学的に明らかにしている。[23] 山岡は「信じる」という語が用いられるのは、命題が自明の理でないときであると言っている。だから自明の理をあえて信じると発話するのは不自然であると言う。[24]「神を信じる」と言うのは、神の存在が自明でないからである。しかし、もう一方で、「あくまでも個人的見解であって客観的な保証がないと言いたい時には敢えて『信じる』を言語化して……言う」とも語っている。[25] 神の存在が自明でないが、個人的見解として強調したいときには、「信じる」

を使うと指摘している。山岡は、宗教的信仰はしばしばそれに相当すると言う。

（4）林研

宗教学者の林は論文「信念の論理とプラグマティズム」でウイリアム・ジェイムズ(William James)の著書 *The Will to Believe*（『信じる意志』）を取り上げて、そこでの二つの問題「信じることの権利」「信じることとの必要性」について分析している。[26] ジェイムズは心理学者でありプラグマティズムを主張する哲学者であったので、「信じること」を実際的効果の点から明らかにしたと林は分析している。つまり、「信じること」によって、実際的効果が生まれるならば、それで信じる内容を善しとするジェイムズの立場を林は批判的に論じている。

（5）舘熈道《たちきどう》

宗教哲学者の舘は信仰を［過去・現在と未来にかかわる信仰］［知識と信仰］［信仰と信心］にわけて明らかにしている。[27] 彼は「信仰は、人間が、過去のこと（教祖、教典、教団）が現在の『私』を未来に向って、希望（恐れや悲しみを超えて）、畏敬（かしこみ慎しみ、おそれ仰ぐ）の心的状況をもつことを意味する」と述べている。[28] また「信仰によってこそ人間の永遠の未来が照明されるから、信仰は人生の光とされる」と言う。[29] また「神に向って自我をなげすて、神意にしたがって生きる人間には、永遠なる未来への道が神へ向って照明されて、不安を越えて安心（Zuversicht）が定まるのである」とある。[30]

（6）脇本平也

宗教学者脇本平也は『講座宗教学2　信仰のはたらき』の編者の「まえがき」で信仰の根本理解を述べている。脇本は、信仰は「心のはたらきが、超越性を志向し究極的実在にかかわる場合」と定義している。[31] また、「信仰がそれ自身としてダイナミックに動いてやまぬ『はたらき』そのものである」とも言っている。[32] このことから、信仰は個人の幸福や社会の安寧にも役立つはたらきであると脇本は理解していたことがわかる。

（7）高田信良

宗教学者高田信良は『宗教学事典』の「信仰・信心」の項目を扱い、その中で、「信」とは「（神や仏、宗教の教えを）信じ尊ぶこと、敬い仰ぐことを意味する」と、定義している。[33] 彼は、「信仰のない宗教」「哲学的信仰」「ユダヤ教・キリスト教のイスラムにおける信」「イスラム」「キリスト教」などにおける「信」を宗教学的に扱っているが、宗派的アプローチであって、必ずしも宗教心理学的ではない。例えば、キリスト教では「キリストの言葉に従い行為することがキリスト教における信である」と述べていることから明らかである。[34] この説明は宗派的であって、宗教心理学的アプローチからは離れている。

(8) ヤロスラフ・ペリカン (Jaroslav Pelikan)

宗教哲学者のペリカンは、信仰はいろいろの言葉に言い換えることができることを指摘した。①誠実さ (faithfulness)、②従順 (obedience)、③信用 (trust)、④依存 (dependence)、⑤体験 (experience)、⑥信条 (credo) としている。ペリカンの分類を注意深く見てみると、そこには「信仰内容」と「信じること」が混じっている。⑥信条は信仰内容を示しているが、①〜⑤は信じる行為が含まれている。一つの例をとれば、「信仰は誠実さである」(Faith as Faithfulness) と述べているが、「信じる」(faith) とは、誠実に生きること (faithfulness) であり、それは行為になって初めて意味をなすものであることを語っていると言ってよい。そして「信じること」が困難なのは、目に見えないことを信じることには葛藤が伴うからであるとも語っている。ペリカンは「疑い」が大きな問題になることも指摘している。

以上、先行研究を見てきたが、宗教が実質的に人間を救うことができるには、人間側の「信じる行為」が不可欠である。勿論、キリスト教教義学では、最初に神の恩寵《おんちょう》があって信じる行為が生じるのである。また浄土真宗では、「本願」があって初めて信心が生まれるのである。それにもかかわらず、例えば、浄土真宗の開祖の親鸞は「本願を信じ念仏を申さば仏に成る」と語って、「本願」を信じることの大切さを説いている。[35] キリスト教の例をとれば、イエス・キリストは信じることを求めている。「信じない者ではなく、信じる者になりなさい」(ヨハネによる福音書二〇・二七)、「あなたの信仰があなたを救った」(マルコによる福音書五・三四)などがある。トマスの例は、復活のイエスを信じなかったトマスに信じることを促した言葉である。病気の癒やされた婦人の例は、イエスを神の子と信じたことをほめた言葉である。この二つの例はイエスを信じることで新しいことが起きることを指摘している。また文脈から見ると、「信じること」には困難さを伴うことも見えてくる。「信じる内容」がわかったとしても信じられないこともある。それは、山岡が語るように、自明でないから信じるのであって、そこには不安や戸惑いが生ずるのが当たり前である。しかし、信じることで過去の自分から新しい自分に変わるきっかけになる。信仰とは自分を捨てることである。親鸞とイエスの事例を見ただけであるが、信仰の内容は宗派で異なるが、普遍的な事実は「信じること」自体が不可欠な要因であることである。

三　信と言葉

（1）日本語の「信」の意味

改訂新版『漢字源』によれば、「信」について以下のような説明がある。「『言』は、言明（はっきりいう）の意。信は「人＋言」で一度言明したことを押し通す人間の行為をあらわす」。[36]『新潮日本語漢字辞典』では、「①言動や行動に嘘偽りがないこと。人をあざむかないこと。②正しいと考えて疑わない。③宗教に帰依する。神仏や聖なる存在をあがめ、自分の心をゆだねる」[37]とある。白川静『字通』では「言は誓言、神に誓う語である」とあり、[38]「信」は宗教的意味合いの強い語であることが示されている。

以上、三つの辞典の説明から見えることとは、次のようにまとめられよう。

①「信」は、元来は、はっきりとものを言う出来事を示す言葉であった。当然、ものを言う相手がいることが前提であるから、社会・共同体を背景にして生まれた言葉である。「信」は社会、共同体の維持のために自然的に出来た言葉のように見える。

②はっきりと言う相手がいることから、そこには関係性が生まれて、関係をつなぐに必要なのが「信」である。人間関係での「信」のつく言葉には信頼、信用、信服、信望、信任、信託などがあり、他

者との関係が表されている。
③白川は宗教的意味を強く意識して「誓言」にかかわることを明らかにしている。宗教にかかわる言葉には、信仰、信教、信者、信士、信徒、信心、篤信、狂信、迷信などがある。(39)
④人間関係は単に受動的なものではなく、両者の主体的実存的かかわりが求められる。そこから「任せる」の意味を持つ信任、信託の語が生まれた。
⑤他者や神仏との関係以外にも、自分との関係から自信などの語が生まれたと推察できる。
⑥特定の対象はないが、信のあり方を示す言葉。この言葉は、特定の相手は明確ではないが、関係性を表した言葉には、信義（人として、約束を誠実に守り、義務を果たすこと）、信実（誠実で、うそや飾り気がない）などがある。

（2）関係度を表す言葉

信仰、信頼、自信などの関係性を表す言葉は心の状態を示す言葉である。そして、心は常に変化するものである。心が変わることで相互の関係は変わる。その変化は、相互の距離感や親密感として現れてくる。それらの関係の様子が次のような言葉で表現されている。関係性の確かさから不信まで順に以下説明する。

①確信

確信とは、「かたく信じて疑わないこと」（『広辞苑』第六版）。相手を強く信じて動揺しないこと。確信とは、両者の心の結び付きを示す言葉というよりも、むしろ、本人自身の心の状態を示している。相互の距離感は近く、ほぼ一体化していて信じる対象への一途さがあり、一寸の疑いもない心の状態である。こちら側の心が堅く固まっているので少しもぶれない状態である。この心の状態では環境が変わっても心が定まっているので動揺しない。この心的状態では信じる対象と自分とが一体化しているために変化への柔軟性に欠けやすく頑固に見られることもある。しかし、このような心の状態には勇気、快感、希望などの積極的感情を伴うことが多い。臨床的にはこのような心の状態にある人は自己の人生にも積極的見解を持っている人が多い。

②信頼

信頼とは、「信じてたよること」（『広辞苑』）。対象を信じて認めて頼ること。信頼する他者との心的距離感は接近している。接近は親密感となり、安心となるので互いに心を開き自分を任せる状況にあることを示している。この信頼関係は互いの不要な緊張を和らげるので、明るい人生観や未来観を描きやすい。

③疑心暗鬼

「疑心暗鬼を生ず」とは、「疑心が起こると、ありもしない恐ろしい鬼の形が見えるように、何でもないことまでも疑わしく恐ろしく感ずる」（『広辞苑』）こととある。両者間には心的距離があるだけではなく、こちら側には不信感情があり、自分の本心を開ける状態ではない。心の開放性は低く、相手を信じられない不快さがある。

④不信

「不信」とは、「信用していないこと」（『広辞苑』）。信じていない状態で両者の心的距離は非常に離れている。相手への積極的否定感情である。そのために心は閉ざされていて、不快、嫌悪、憎しみなどの否定的感情も伴うことが多い。

四　信の構造（信の対象、信と感情、信の深浅）

宗教心理学的視点から「信じること」を見たとき、「信」の対象によって三つに分類できる。①神仏への「信仰」、②周りの人への「信頼」、③自分の人生への「自信」である。現実を振り返ってみると、神仏への熱心な信仰を持っている人もいる。人への信頼や信用がなく疑心暗鬼になる人もいる。明確な根拠もないのに異常な自信を持つ人もいる。臨床的に見ると、襲ってきた危機に向き合って自分を支えるのは、「信」の機能である。「信」の関係があることで状況に左右されずに感情が安定して、集中力、理解力、判断力を支えるのである。

（1）「信」の三つの対象

「信」は先章で見たように、病気、死、離別、挫折などの人生の危機に直面したとき、本人を支える機能を持っている。ここでは、「信」の対象には、三つがあることを明らかにする。

①「私と神仏」の関係

「私と神仏」の関係を「信仰」と呼んでいる。神仏との関係は私の一方的「信」によって成り立つ。神仏からの本人への可視的信の働きはない。にもかかわらず、神仏からの強い働きかけがあると「信じる」のである。信じる内容は、愛、慈悲、恩寵、救済であったりする。信じる内容は宗教、宗派によって異なる。共通点は神仏からの可視的事実・現実がないにもかかわらず「あると信じること」で、慰め、勇気、希望という心的現実を得ることである。ここで問題になるのは、神仏の存在の客観的根拠はないのに、どうして「信仰」という心の状態が成り立つのか、である。これは発達心理学的に考えれば、誕生以来、人は親の愛情を受けて育ち、親との信頼関係を育ててきた。人は成育過程で人を「信じること」を学んできた。そこから人間を「信頼する」ことを学び、神秘的事柄に関心を持つ年齢になって神仏への「信仰」を身につけたと考えられる。

②「私とあなた」の関係

「私とあなた」の信頼関係は、相互の信頼が重要な要因になる。そして、「信」機能の発達の中で最も初期に芽生えた機能である。それは生育過程で親から受けた愛情によって育まれたものである。「信頼」があるので心を許せる関係ができるのである。また、その逆もありうる。私たちの日常生活、社会生活には「信頼」が必要である。社会は信頼関係で成立している。[40] また「信頼はわれわれが生きていくことを可能にするための（唯一ではないにしても）不可欠の条件である」と言われる。[41] 共同体（社会、地域、会社、家庭、学校など）は信頼関係で成り立っている。平和に生活ができる根底には、個人と個人との信頼関係があり、それが基盤になっている。

③「私とワタシ」の関係

「私とワタシ」の関係はどうか。「自分の正しさには自信がある」「その事を成功させる自信がある」「相手を説得できる自信はない」などに使う言葉である。「自信」も生育過程での親の愛情が大きな形成要因である。それに加えて成長過程での成功体験や他者からの積極的評価が影響している。「自信」形成の特徴は、考える主体の「私」と考えの対象の「ワタシ」が一緒にいて、一人の人間としての「わたし」がいる点である。考える主体の私が、対象のワタシを積極的に評価することから自信が生まれる。自分を積極的に評価することから生まれる心的状態が自信である。「自信」は最終的には自己評価に依存していると言える。にもかかわらず、人からの積極的評価は自己評価を養う働きをするので、人からの高い評価は「自信」を育てる役に立つ。つまり、人からの積極的評価は積極的自己を育て、「自信」の涵養に役立つ。自己評価を高めるには、他者からの積極的肯定、受容なども必要なのである。

（2）「信」と感情

「信仰」、「信頼」、「自信」は、本人の心の状態（感情）とも深くかかわっている。信仰のないときには不安、恐怖、動揺、虚無感などにとらわれやすいが、神仏への信仰には安心感、安定感、さらには充実感、満足感などが伴う。「信頼」はどうだろうか。「信頼」がないときには、不信感、嫌悪感、不快感、不安定感などが伴う。「信頼」があるときは、安心感、安定感、快感、高揚感、希望、勇気などが伴う。「自信」はどうか。「自信」がないと、不安、失望、消極的思考などが伴う。それに対して「自信」に満ちたときには、勇気、高揚感、快感、積極的思考が湧いてくる。

（3）「信」の深浅

「信」が相互の関係性を現していることは、すでに見た。その関係性が生まれることでどのようなことが生起しているのだろうか。ここでは、三つの点について述べておきたい。距離感（親しみやすさ）、開放感（執着からの解放）、空気感（温かさ）である。

①距離感

「距離感」は、心の距離感であり、互いの関係の親密さや親近感を現す。信仰の距離感は神仏を身近に感じて親しみを持つ関係である。信頼での距離感は相手を親族か親友のように感じる関係である。また近い距離感では自己の開示性を高めることができる。自信での距離感は自分をいとおしく感じる関係である。自分との心的距離が密で自分との一体感が強い。

②空気感

「空気感」とは、関係性が示す温かさ、思いやり、優しさ、愛情などであり、温かい関係は人を和ませ、癒やす力を持ってくる。この空気感は「信仰」「信頼」「自信」において存在している。その反対の冷たさ、無配慮、無関心は、人を退け傷つけることさえ起きる。関係性の中に流れている空気を察知することは、ケアにとっては重要である。

③開放感

「開放感」とは、「信」の相手に心を開く度合いを言う。開放性が生まれると、自己の内面の開示(開放性)が生まれて、その開放性は対象との緊張を和らげて新しい可能性を見いだす助けになる。神仏への開放性は、誠実さ、正直さ、素直さなどにつながっていく。深い信頼は開放度を高め、より内面的関係形成を促していく。反対に「不信」では自己閉鎖の傾向を伴う。自分に対して開放的である人は、自信があると言える。

五 「信仰」の機能（特徴、構造、機能、成果）

『広辞苑』（第六版）では「信仰」とは、「信じたっとぶこと。宗教活動の意識的側面をいい、神聖なもの（絶対者・神をも含む）に対する畏怖からよりは、親和の情から生ずると考えられ、儀礼と相《あい》俟《ま》って宗教の体系を構成し、集団性および共通性を有する」とある。先に見たように、宗教にかかわる言葉には、信心、信解、篤信、迷信などがある。本稿では、「信仰」とは「自分を越えた神仏や超越者からの助けを求めて、それらを信じて、自分を開示し、投棄する決断」と定義する。このような定義は以下を示している。

（1）特徴

①信仰の対象は神仏であり、人知を超えて人間の認識法ではとらえられない存在である。その意味で「見えない、隠れた、神秘的な存在」で、科学的基準では判断できない。

②神仏は人間を超える存在である。神仏や超越者は人間よりも大きなもの、聖なるもの、永遠的存在、愛の存在などと呼ばれている。（人間の知性や理性を超えた存在である）

③神仏への「信仰」はすべての人が持っているものではない。その理由は神仏が理性を超える存在で神秘の世界に属するからである。神仏への信仰を持つ困難さは信仰の対象が神秘的存在であること

による。
④信仰を持つ人は、頼るべき大きな存在があるので救いになるという。
⑤「見えない隠れた神仏」を「ある」と決断して、受入れることが「信仰」である。「信仰」という決断された瞬間から物理的に不可知なものが、精神的現実となる。
⑥「信仰」で神仏との関係が生まれることで、神仏の視点からの認識法が開かれる。そのために信仰的思考、認識ができて、現状の理解法・認識法が変わる。

（2）構造

①神仏の存在と神仏を直接認識できない人間で構成される。
②危機では、神仏の存在への意識が覚醒し、神仏との関係から不安や恐れを解消しようとする動因が働く。
③神仏の存在は未知であるので、神仏への「信仰」には決断に伴う葛藤がある。
④「信仰」には、自明なことにしがみつく自分をいったん放棄して、未知なる世界に自己投棄する必要がある。
⑤神仏に向かって自己投棄することで、古い人生観、価値観、世界観から解放されて、新しい観（神仏中心の観）が開かれてくる。

（3）機能

①「信仰」によって不可視的現実（神仏、愛）は精神的現実になる。

②信仰の関係がもたらす最大の機能は、いのち（存在）を見る垂直関係の形成である。他者や自己の関係は水平関係であるのに対して、神仏との関係は垂直関係である。

③信仰によって神仏との関係が生まれると、生の基盤・土台が強化される（関係性の強化、生の基盤の強化になる）。

④信を介して「いのち」（存在）を見ることで認識は多角化する（視野の拡大）。また認識や判断の優先順序が変わってくる。

（4）成果

①見えないもの（神仏や超越者）を信じることで、新しい認識・判断の軸（神仏中心の軸）ができる。しばしば、神仏や超越者は人よりも大きなものであり、人間存在よりも早くからあったものと理解されている。「信仰」は、自己中心的認識法を反転されるもので、「神仏中心的」認識法に変わる。そこから人間が神の存在の有無を議論するのではなく、神仏があって人間存在があるという認識に変わっていく人間は、「自分で生きる」存在から「生かされている存在」に転換する。

②神仏中心的認識法では神仏を中心にして人間各人が同じ水平に立つことになり、人間が平等に位置づけられることになる。同時にすべての人間が平等であるという価値観を生み出し平和主義にもつながる。人間同士の平等性は個としての価値を低下させるものではなく、神仏からの価値が付与されることで、かえって個の価値は神仏によって担保されてくる。

③神仏との関係性（絆、つながり）の形成、強化によるいのちの基盤の強化がもたらされる。人の存在は人との信頼に支えられている。しかし、「信頼」は常時安定しているものではない。信仰は不変なる神の存在や愛を信じることによって成立する関係である。そして神の不変性、永遠性によって人のいのちの基盤が強固になる。そのために人間関係の信頼や自分の内の自信が崩れたときにも、「信仰」が生み出す関係で支えられる。

④「信仰」ができると、日常の不安、心配、恐れから解放されて、安堵感、開放感、自由、主体性の回復がもたらされる。「信仰」の機能は目に見えない存在（神仏など）を精神的現実として受け入れることである。偉大な存在（神仏）が自分にかかわることで、神仏に支えられ守られ導かれるので、自分の不安、心配、恐れは軽減される。いかなる状態でも神仏が脇にいて一緒に歩んでくださることで孤独から解放される。

⑤信仰によって人知を超えて、未来が開かれてくる。舘熙道は「信仰によってこそ人間の永遠の未来が照明される」と書いている。[42]

⑥人間の神仏への信仰によって、神の開示に心の目が開かれる。ここで「信じること」が重要な働き

をする。キリスト教では、神からの開示を啓示（revelation）と呼んできたが、神の啓示に照らされて、人は自分の罪に気づき、赦しを求めて救いに与ると説いている。神が神秘の世界を啓《ひら》き示すことで、神の恩寵、神の計画が明らかにされて、人は救いを体験するのである。その恩寵の中で人は永遠、無限の世界を知ることができる。

六 「信頼」の機能（特徴、構造、機能、成果）

『広辞苑』には、「信頼」とは「信じてたよること」とある。本稿では「他者と信じ合える心的関係」と定義する。死の臨床では信頼関係も患者を支える重要な要因になっている。家族、医療者などは苦難を生き抜くための支えや慰めや希望の源泉である。特に「神仏への信仰」や「自分への自信」を失ったとき、信頼できる人の脇からの支えは大きな助けになる。

(1) 特徴

他者との積極的関係を「信頼」と呼んでいる。日常生活が信頼関係で成り立っているために、それにかかわる言葉は多い。例えば、信用、信任、信従、信託、信任、信服、信望、信奉など。日常生活は「信頼」の上に成り立っているだけではなしに、危機的状況では、家族や医療者との信頼関係が支えになることが多い。
①特に、「神仏への信仰」を失い、「自分への自信」が失われたり揺れ動いたときには、自分を支えるために「信頼」関係が助けになる。
②同時に、人は他者の全部を知り尽くすことはできないので、不安、不信が入り込む可能性が残る。
③また、人は感情的心情的存在であるので、気分に影響を受けやすい。そのために「信頼」は気分、感情、好みなどの影響を受けやすい。

（2）構造

①自分とは異なる「人」とかかわる。その人にはその人の価値観、生き方、人生観、気分などがあり、「信頼」の構成要因になる。
②「信頼」を構成する相手は人間であり、存在している人であるが、その性格、気性、価値観も人によって異なるので、信頼関係の形成には相手を知ること、理解すること、受け入れることが求められる。
③相手の気持ちを探りながら、「信頼」は形成される。
④人は感情的動物なので、信頼形成には感情的、情緒的要因が影響力を持つ。

（3）機能

①「信頼」は自分と相手の心理的距離を縮める機能を持っている。信頼関係ができると、互いに心の防衛壁が取り去られて心が開かれる。そこから心理的距離は近く感じられる。「それであったものが汝となる」

②「信頼」によって心理的距離が縮まり、両者の間に積極的感情的交流が始まる。

③自分の弱さ、つらさを吐露できる「あなた（汝）」となる。

④「信頼」が生まれることで一体感が生まれて、相互間に喜怒哀楽の分かち合いの関係ができる。その関係は喜び、愉快などの感情を伴う。

⑤信頼できる人がいることは、患者の内的力を引き出す動因となる。（意欲、希望）

（4）成果

信頼関係ができることでもたらされるものは何か。

①慰め、励まし、安心、平安、確信が生まれる。

②互いに信頼することで「それではなく汝になる」の関係が生まれる。[43]

七　「自信」の機能（特徴、構造、機能、成果）

『広辞苑』によれば、「自信」とは「自分の能力や価値を確信すること。自分の正しさを信じて疑わない心」とある。本稿では、「意識する自分と客体化された自分が一致し、外部の変化によって揺り動かされない心的状態」と定義する。

（1）特徴

「自信」とは、自分を無為に誇り、自慢することではない。

①自分自身をむやみに疑わず、自分自身を失わない心のことである。

②「自信」はその人の性格や気分によって左右される傾向がある。

③うつ的性格傾向の人は、消極的自己評価になりやすく、「自信」も弱い。

④一方、そう的性格傾向の人は、非現実的自信を持ち、他者に対して高圧的になるかもしれない。

（2）構造

①「自信」の構造の特徴は自分が自分と向き合い評価する点である。対象化されて評価される自分と

は、自分の能力・運命などである。「自信」の心の世界は非常に内的世界で秘められた世界であり、場合によっては、本人にさえ隠された世界である場合がある。

②自信の形成はどうなるのか。自信は自分の内側の出来事であり、自分が自分をどう評価しているか、他人の評価を自分がどう受けとめるかが「自信」につながっていく。また、自分は神仏からどう評価されているだろうかという視点からも形成される。

③他人の評価が自信形成に影響力を持つのは明らかである。にもかかわらず、最終的には自分で自分の能力、運命、経験などを評価し、自分のアイデンティティとして「自信」の形成をする点に特徴がある。

④信頼関係は、相手との相互関係で形成されるために相手の評価の比重が重い。それに対して「自信」は、自分自身で決定できる点で信頼関係とは異なる。

(3) 機能

①「自信」は自分を積極的に評価し、積極的思考を生み出すので、未来への展望を明るくする。

②「自信」は新しい環境に置かれたときにも、自分らしく振る舞える機能であり、状況に適応できる機能である。

③「自信」は危機状況の中でも自己を守る機能であり、危機への対応では、「自信」が大きな力となる。

（4）成果

「自信」の強い人は自分を信じているので、状況や環境から受ける影響が少ない。そのために危機に直面しても、しっかりと生きる力を持つことができる。しかし、強すぎる自信は、人との協調関係を作りにくいために、危機状況のときに協力や積極的援助を受けにくい。

八　スピリチュアルケアと信力

本稿は「スピリチュアルケアと信力の一考察」と題して、主に「信力」の特徴、構造、機能、成果を明らかにしてきた。終末期医療では宗教的ケアやスピリチュアルケアの重要さが認識されて、その本質や特徴が明らかにされてきている。宗教的ケアやスピリチュアルケアでは、信じる対象との関係性が非常に重要で、二つのことが問題になる。「信じる内容」と「信じること」である。本稿は、この神仏への信仰の内容を明らかにすることではなく、「信じる行為」に焦点を当ててきた。特に、神仏への信仰、他者への信頼、自己への自信の分析をしながら、その特徴などを明らかにしてきた。臨床の場では、この三つの関係が支え強められることが病や死に向き合うときに重要な働きをする。この分析から、神仏への「信仰」の回復、他者との関係の「信頼」の回復、「自信」の回復が重要になることが明らかになった。

①「信力」の癒やし

終末期医療の現場での宗教的ケアやスピリチュアルケアが問題になるとき、特に目に見えない神仏や超越的存在への信仰が問題になることが多い。信仰を支えるために信頼や自信が働き、神仏への信仰が精神的現実となる。信頼関係や自信という行為が、目に見えないものとの関係をより現実的なものとして体験する助けとなる。信頼関係や自信という関係が神仏との体験という現実感を与えてくれる。目に見えないから「無い」と判断していたが、信頼や自信に支えられて神仏を「信じること」ができ、目に見えないが「ある」と受けとめられる。見えなかったことが精神的現実に変わることで、自分の受けとめ方、自分の人生の意味、価値、使命、責任、期待などが変わっていく。この神仏との新しい関係性は、本来は以前からあったものであるが、「信じること」で意識化されたものである。そうであれば、神仏を信じることで本来あったもの（自分の存在の根拠）に気づくことになり、それは「癒やし」と呼べるものである。「癒やし」は、本来の自分を取り戻すことである。

②集中力、認識力、思考力、判断力の回復

「信」は一点に心を定めることで、迷いを払う機能がある。特に死の接近によって生きる土台が揺れ動き、病気のこと、元気になること、将来のことだけに関心が奪われてしまう。神仏への信仰、人との信頼、自分への自信が強化されることで自分の存在が定まるので、集中力、認識力、思考力、判断力を回復できる。また秘められた力が引き出されて、将来への希望が生まれてくる。信仰は未来への希望を開くものであるし、信頼は人への余分な気遣いを取り除くし、自信は未知なる内的力を引き

出すものである。その結果、集中力が高まり、自分を正しく見る認識力が高まっていく。さらに思考力や判断力が高まるので、患者は自分を取り戻す結果になる。

③視野の拡大

終末期患者には、疾病からくる身体的苦痛に加えて精神的苦痛などが加わり、その苦痛にのみ関心が奪われやすい。キューブラー・ロスが『死ぬ瞬間』で述べているように、患者は死の段階の中で「取り引き」をするが、その内容は苦痛の緩和であると述べていることと一致する。その時点では患者の関心が病気の治癒や苦痛の緩和に集中してしまっている。そのために生きる意味や目的、さらには苦痛の意味を考える余裕が失われてしまう。「信」の機能を回復することは、新たな視点を回復することである。

それは、目に見えない神仏との確実な関係が生まれることから新たな視野が開け、超越の世界からの光に照らされ、かつ究極的世界を見つめることから新しい力、意味、目的を示されることである。日常生活は、目に見える世界がすべてであるが、神仏への信仰ができると、私たちの生命が死後の世界ともつながっていることに気づく。また、死は終わりではなく、新しい世界への旅立ちとなる。死別した両親や親しい人との再会の望みも開かれてくる。神秘的だったことの中に神仏の介入を見て、むしろ、魅力的世界と認識されるようになる。

④視点の転換

人生には不条理と言われるような解答のないつらい経験もある。私たちの次元だけでは解決がないことがあり、神仏的次元からの解釈が必要になる。それはスピリチュアルな視点と言えるもので、超越的視点からのとらえ方である。その視点の転換によって見えなかった事柄の側面に気づいたり、新しい解釈が生まれて、新しい意味を見つけて生きることができるようになる。

九　結論——信力（信仰、希望）

本稿は終末期医療でのスピリチュアルケアと「信力」の関係の考察である。「信力」を三つの視点から分類した。目に見えない神仏との関係を「信仰」と呼び、人と関係を「信頼」と呼び、自分との関係を「自信」として、それらの「信じる力」を問題にしてきた。臨床の場では、本人の生きる意味や目的を見つけ出すことは大きな課題であるが、緊迫した状況では生きる意味や目的を知るだけでは苦難を負いきれない。患者自身の個人的力となるには、生きる意味や目的を患者自身の内的真実とする必要がある。そこに「信じること」の重要さがある。「信じること」によって、思想としての生きる意味や目的が個人的精神的真実へと変化し内的力となる。この内的変化がもたらされるには、「知ること」だけではなく、「信じること」が必要になる。本稿は、「信じること」とは何かを明らかにしてきた。臨床現場では、神仏への信仰を持つ過程で「信頼」や「自信」が相補的な働きをする。死の不安や恐怖と向き合うには、人知を超える神仏への信仰が大きな助けになるが、その信仰を支えるためには自信や信頼の力も大きな助けとなる。

注

（1）Penson, J., A hope is not a promise: fostering hoe within palliative care. *International Journal of Palliative Nursing*, 6(2), 94–98, 2000.
（2）Martin, L. R. and DiMatteo, M. R. (eds.), *The Oxford Handbook of Health Communication, Behavior Change, and Treatment Adherence*, Oxford University Press, 2014, p.2.
（3）Chochinov, Harvey Max and Breitbart, William, *Handbook of Psychiatry in Palliative Medicine*, 2nd ed., Oxford University Press, 2009, p. 344r.
（4）キューブラー・ロス『死ぬ瞬間――死とその過程について』鈴木晶訳、中央公論新社、中公文庫、二〇〇一年。
（5）ヴィクトール・E・フランクル『夜と霧』新版、池田香代子訳、みすず書房、二〇〇二年。
（6）日本国語大辞典第二版編集委員会、小学館国語辞典編集部編『日本国語大辞典　第二版　第七巻』小学館、二〇〇一年。
（7）窪寺俊之『スピリチュアルケア学序説』三輪書店、二〇〇四年。
（8）V・E・フランクル「生きる意味と価値」『それでも人生にイエスと言う』山田邦男、松田美佳訳、春秋社、一九九三年、一〇頁。
（9）フランクル「病いを超えて」、同上書、一一三頁。
（10）岸本英夫『死を見つめる心――ガンとたたかった十年間』講談社、講談社文庫、二〇〇二年、一九頁。
（11）同上書、三〇頁。
（12）同上書、三一―三二頁。
（13）キェルケゴールは信仰を「決断」と理解した。
（14）山本和編『死と終末論』創文社、一九七七年、五来重『五来重著作集第3巻（日本人の死生観と葬墓史)』、法蔵館、二〇〇二年など多数。
(15) 松本滋『宗教心理学』、東京大学出版会、一九七九年、一二五―一三六頁。
(16) 同上書、一二八頁。
(17) 鶴岡賀雄「権威・伝統・信仰」、池上良正、小田淑子、島薗進、末木文美士、関一敏、鶴岡賀雄編『岩波講座宗教2』岩波書店、二〇〇四年、五七―六四頁。
(18) 同上書、六三頁。
(19) 同上。
(20) 同上。
(21) 同上書、六四頁。
(22) 同上。
(23) 山岡政紀「人間学の探究(7)――人間にとって『信じる』とは何か」『創価人間学論集』第8号、二〇一五年、九五―一一四頁。
(24) 同上書、一〇三頁。
(25) 同上書、一〇四頁。
(26) 林研「信念の倫理とプラグマティズム」『宗教研究』88巻3輯、二〇一四年、一〇一―一二五頁。
(27) 舘熙道「信仰・信念」、小口偉一、堀一郎監修『宗教学辞典』東京大学出版会、一九七三年、四〇九―四一〇頁。
(28) 同上書、四〇九頁右。
(29) 同上書、四一〇頁左。
(30) 同上。
(31) 脇本平也編『講座宗教学2 信仰のはたらき』東京大学出版会、一九七七年、i頁。

(32) 同上書、iii頁。
(33) 星野英紀、池上良正、氣多雅子、島薗進、鶴岡賀雄編『宗教学事典』丸善株式社、二〇一〇年、三五二頁。
(34) 同上書、三五三頁。
(35) 梯實圓解説『歎異抄』本願寺出版社、二〇〇二年、四八頁。また親鸞は、「涅槃の真因はただ信心をもつてす」と述べて、涅槃に入るには信じる心が不可欠だと語っている。梯實圓『教行信証　信の巻』本願寺出版社、二〇〇八年、一二三頁。
(36) 藤堂明保ほか編『漢字源』改訂新版、学習研究社、二〇〇二年。
(37) 新潮社編『新潮日本語漢字辞典』新潮社、二〇〇七年。
(38) 白川静『字通』平凡社、一九九六年。
(39) 『新潮日本語漢字辞典』一五三頁。
(40) **Luhmann, Niklas,** ***Vertrauen: Ein Mechanismus der Reduktion sozialer Komplexität*****, 2. Aufl., F. Enke Verlag, 1973.** ニクラス・ルーマン著、大庭健、正村俊之訳『信頼――社会的な複雑性の縮減メカニズム』勁草書房、一九九〇年。
(41) 北尾宏之「信頼」、大庭健ほか編『現代倫理学事典』弘文堂、二〇〇六年、四七四頁。
(42) 舘、前掲書、四一〇頁左。
(43) 林、前掲論文、一一五頁。

スピリチュアルケアと〈他者論〉

伊藤　高章

一　スピリチュアルケアの新たな動向

スピリチュアルケアは、日本においては決して長い歴史のあるテーマではないが、近年、着実な発展をしていることは間違いない。専門職養成のための日本スピリチュアルケア学会による認定教育プログラムは、二〇一五年九月の段階で九か所あり、毎年増加している。特に大学の中に位置づけられた教育研究機関による人材養成が進んでおり、[1]今後の可能性を確かなものにしている。これらのプログラム修了者に向けての同学会による「スピリチュアルケア師」資格認定により、二〇一五年九月の段階で、認定資格者一〇七名、専門資格者四三名、指導資格者五五名が誕生している。しかし、もちろん、関連するさまざまな議論が今後深まってゆく必要がある。二〇一五年度の第八回日本スピリチュアルケア学会学術大会のテーマは「スピリチュアルケアの理解とその定義」であったが、この議論も始まったばかりである。

他方、世界の状況を眺めるとき、スピリチュアルケア実践そして教育・研究は、大きな転換期に差し掛かっている。米国の「医療チャプレン・ネットワーク（HealthCare Chaplaincy Network）」は、ジョン・テンプルトン財団（The John Templeton Foundation）からの助成を得て、チャプレン職のより効果的な展開を求めて大規模な研究を展開している。その第一の成果として、スピリチュアルケアに関するこれまでの研究論文のメタ解析[2]がなされた。そこでは、アメリカの急性期医療の患者の多くがスピリチュアルなまたは宗教的なニーズを持っており、そのニーズに向けてのケアが患者の病気へのコーピング（対処）にとって、また患者の医療満足度向上にとって重要であるとする一方で、専門職チャプレンによる効果的なケア提供が十分にできていないことを指摘している。その原因を、チャプレンによる介入が患者のニーズに適したものであるかの研究、すなわち「チャプレンによるケアの効果」についての臨床研究が体系的に行われていないため、と分析している。この研究成果を一つのシンボリックな動きとして、欧米のスピリチュアルケアは大きく様相を変えようとしている。「欧州医療チャプレン・ネットワーク（European Network of Health Care Chaplaincy）」[3]は二〇一四年に「宣言」（通称「ザルツブルク宣言」[4]、付録１：本書二四三頁）を発表し、その中で、医療におけるスピリチュアルケアに携わるチャプレンが臨床研究成果に基づくケアを実践する重要性を宣言し、同時に臨床研究をチャプレンの専門性の要件としている。さらに、上記の米国「医療チャプレン・ネットワーク」は、現場のチャプレンたちが臨床研究に参加することを強く促すために、*An Invitation to Chaplaincy Research: Entering the Process*[5]を出版した。この中では、スピリチュアルケアの臨床研究が直面することが予想されるさまざまな課題についても丁寧に言及されている。またチャプレンの営みに関する研究が、必然的に、量的研究よりも質的研究に親和性が高いことが意識されている。このようにスピリチュアルケアの特殊性を十分に認識しながらも、スピリチュアルケア全体が臨床研究に根拠を持つ営みになることが強く求められている。

公的なものであるか民間ベースのものであるかにかかわらず、健康保険等の対象となる医療領域では、保険による支出が行われるにあたって、科学的根拠に基づくケア（**Evidence-Based Medicine**）が積極的に支出の対象となることが期待されている一方で、根拠のない支出が強く抑制されるのは当然のことである。日本における保険点数の制度においても、さまざまな課題があるとはいえ、この原則が明らかに貫徹している。このことは、医師・看護師・薬剤師などの職種にとっては常識と言っても過言ではない。介護や社会福祉領域にとっても、臨床研究ベースの実践が広まってゆくであろう。これらの職種との協働が求められる医療チャプレンが、同様に、臨床研究に基づく実践を行い、「研究＝実践者（**researcher = practitioner**）」として活躍することが強く期待されている。研究論文を参照しながらケアに携わることが、今後の方向性として示されている。やがて、スピリチュアルケア教育において必読の研究論文が明示されるようになり[6]、「研究法」が必修科目になる。

今後のスピリチュアルケアに関する議論の大部分は、上記三つの資料に代表される新たな動向を踏まえたものにならざるをえない。その意味で、これまで日本で展開されていたスピリチュアルケアの多くの議論が、ひとまず終焉を迎えることになると思われる。しかし、この転換期にこそ、いま一度スピリチュアルケアのどのような議論がどのような研究によって論証されるべきなのかを整理する必要がある。小論は、すでに他所[7]において筆者が展開した「スピリチュアルケアの三次元的構築」を前提に、それぞれの「次元」が、ケア対象者とケア実践者とのどのような関係性を軸に展開するのかを、「他者論」という切り口から整理する。それによって、スピリチュアルケアの多様性を整理し、臨床研究にも多様性が要請されることを示したい。適切な臨床研究方法の選択にも寄与できることを目指している。言うまでもなく、小論は、上に紹介した新たな「研究＝実践者」への転換に抵抗するものではないことを、明確にしておきたい。

筆者は、スピリチュアルケアを理念的に三類型に分けて理解し（図1、表1）、それぞれの特徴を明確にしつつ、今後の展開を期待する提言をしていくつもりである。類型化に際して「次元」という表現を使ったのは、ケア実践者とケア対象者との関係性を理解する際に、直線を表す「一次元」、平面を表す「二次元」、空間を表す「三次元」という視覚化が便利であろうと考えたからである。さらに、小論の表現を使うならば、この三類型は異なる「他者論」に基づいている。三類型の理解にあっては、視覚による直感的理解を求めるだけではなく、哲学的考察が必要であることは明らかである。すなわち、〈「他者」を正しく理解し・その課題を明確化し・ケアする〉という営みの困難を、その類型に即しつつ根源に立ち返るかたちで省察することが必要なのである。実はこの営みの困難さは、精神医学の領域では早くから意識され、哲学的な議論が積み重ねられてきた[8]。これに対して、現在の日

図1　スピリチュアルケア：3つの次元のイメージ

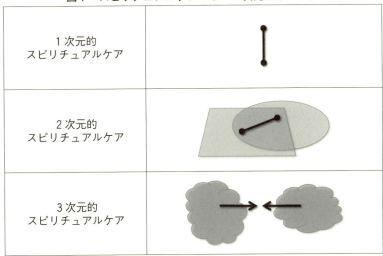

1次元的 スピリチュアルケア	
2次元的 スピリチュアルケア	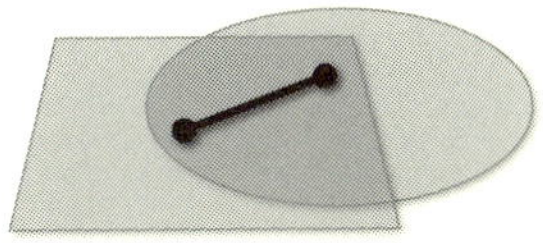
3次元的 スピリチュアルケア	

表1　スピリチュアルケア：3つの次元の特徴

次元	人称	知の型と言語		関係性の焦点	他者論	スピリチュアルケア
一次元的（直線的）	三人称	診断型 Diagnostic	Ontological 存在論的	自我	同質性	ケア対象者のスピリチュアリティを対象として客観的・間主観的に認識し記述・分析すること。またそれに基づき身体的・社会的・心理的に介入すること。 合理性、分析、理解、判断、解釈
			Phenomeno-logical 現象学的	事象		
二次元的（平面的）	一人称複数	対話型 Dialogic	Dialectal 方言的 内言語的	共同体	異質性から同質性へ	ケア対象者とケア実践者両者の地平が融合することを通して可能となる、共感・共苦によるそれぞれの変容とエンパワメント。 共同体、社会構築
三次元的（空間的）	二人称		Dialectic 弁証法的	超越	異質性	絶対的他者同士による実現不可能なまなざしの交差による、創造的で喚起的な出来事を待つ。

本におけるスピリチュアルケアの議論においては、「ケア関係」に関する考察すなわち方法論としての〈他者論〉が遅れている現状を理解すべきである。精神医学やカウンセリングにおいては、治療者（カウンセラー）と患者（クライエント）との間のダイナミックスは、単に治療関係を表現するだけでなく、患者（クライエント）の症状（課題）自体を表している。このことをめぐり、「転移」「逆転移」「投影」などの精神分析の概念を核とした研究の蓄積は膨大なものである。またフェミニスト理論、オリエンタリズムなど、隠された権力構造や治療（ケア）における力関係に関する研究も蓄積されている。スピリチュアルケアにおいても、今後これらの研究成果から学んでいかなければならない。ただし、現在、精神医学や臨床心理においては、薬物療法や認知行動療法が主流になりつつある。これら主流にある人々が現在のスピリチュアルケアの対話パートナーであるとするならば、上記の豊かな先行研究をひもときつつスピリチュアルケアについて総合的に省察し、発展の道を探る作業が展開していない状況もやむをえないのかもしれない。

小論は、スピリチュアルケア研究が大きな岐路に立っていることを前提に、上記三類型それぞれが内包する〈他者論〉を明確化し、若干の哲学的なノートを付すことを目的としている。もとより、専門的な哲学議論を展開する力量を持ち合わせていない。臨床哲学の専門家による議論の深化を願っての、呼び水の役割を自認している。

二　「一次元的」スピリチュアルケアの〈他者論〉

「一次元的」スピリチュアルケアは、何らかの道具立てを使って、ケア実践者がケア対象である他者の存在のあり方に正しく接近できる、とする営みである。他者は認識しうるという〈他者論〉を前提としている。そこには、ケア対象者とケア実践者の同質性、またケア対象者の総体としての同質性が前提とされるように思われる。「課題」「問題」は、個々人の示すその同質の内部のバラエティーとして認識されている。同じ人間の経験であり、方法論的な精緻さは要求されるが、本質的には人間相互の理解を妨げるものはない、とする立場である。ケア実践者がケアの「対象者」に向けるまなざしは三人称的であるが、その背後には、同質性への信頼があるのである。(9)

この同質性への信頼は、二つのそれ自体相反する哲学的流れとして、「一次元的」スピリチュアルケアにつながっている。一つの流れは、デカルトに代表される近代的な自我論の系譜であり、それは同時に物理学的対象認識を模範とする科学論の系譜である。自我が世界を対象として観察し認識する。人間も観察の対象である。その結果、〈他者を語る自我〉という近代的知性に基づく〈他者論〉が成立する。ところで、近代的自我論は、認識主体と対象の峻別を特徴としていると理解されるが、認識主体である意識以外はすべて客観的な対象である。認識する人間の身体、脳の働き、感情、そしてスピリチュアリティも、他者のそれと変わることなく対象化されている。したがって、「私」という個人と他の人間とは、観察対象として同質な存在である。

ケア対象者のペインやニーズは、ケア実践者が認識することができるとされる。精緻につくられた量的・質的研究において、適切な認識枠組みの設定と注意深いデータの集積を用いて、我々は対象者に属する何らかの事実を把握することができる。「人を対象とする研究（Human Subject Research）」の暗黙の了解がここにある。ただし、ここで知ることのできる事実には二つの特徴がある。第一は、知ることができるのは、設定されたテーマのみである。観察すべきテーマに向けての排他的な集中が、良い研究の必要条件である。そこで得られる知識は、同質な対象者集団内部のバラエティーとその分布に関する事実である。対象者個人の全体像・全人格を語ることは、初めから意図されていない。第二は、この研究によって得られる人間に関する知は、ある個人に特有なことに関する知ではなく、統計的な蓋然性を含んだ上での、すべての人間一人ひとりに関する知である。したがって、これは匿名の事実である。この匿名性（anonymity）という知の性格は、現代社会においては、ネガティブに理解されるべきことではない。この匿名性こそが、ある事実が他の個人理解においても適応できる可能性を保証している。したがって、この匿名性は「客観性」と表現することもできる。人間に関する科学的知見すなわちHuman Scienceは、この意味での「客観性」をめぐって構築されているのである。

同質性への信頼は、上記の近代的知性に対立するかたちで展開してきた哲学の流れである、現象学の中にも見いだすことができる。〈他者を語る自我〉という近代的知性のねじれを指摘するのが現象学的な立場である。認識する自我側の主題的関心を離れて、いかに対象そのものに（ハイデガーの言葉に即して言うならば、「存在者」ではなく「存在」に）近づくことができるか、という問いに答えることが課題である。

現象学的ケア実践は、ケア実践者の関心ではなく、ケア対象者のありように耳を傾けることである。これこそが、スピリチュアルケア教育において目指されるものである。教育プログラムとしてのグループワークは、理論的にではなく体験学習として、この現象学的な関係性への向き合いを体得する場にほかならない。このことに関しては、すでに他所で論じており[10]、ここでは繰り返さない。現象学的な営みは、他者そのものに近づこうとし、志向性にとらわれた我々の認識を超えたところに存在する他者を見いだすことを希求している。そして、他者理解のために、他者と私との「間主観性」を見いだすことを求める（もしくは理論的に要請する）ことになる。ここに、「一次元的」スピリチュアルケアの二つの流れに共通する、同質性への信頼を見いだすことができるのである。

優れた質的研究は、他者の〈立ち現れ〉を記述する現象学的な営みである。自我論を乗り越えて、他者そのものに迫ろうとするものである。質的（現象学的）研究は、具体的な個人として立ち現れる他者について語る。他者のナラティブに向き合い、理解し解釈することが求められる。語り手と聴き手のダイナミックスが果たす役割は大きいが、目的は他者の〈立ち現れ〉の記述である。ダイナミックス自体の省察は、研究方法論上の問題である。質的研究によってもたらされた知見の客観性は、一つの大きなテーマではある。しかし、根源的な同質性への信頼が、それを可能にしている。

以上「一次元的」スピリチュアルケアについて整理を試みた。一次元的なスピリチュアルケアは、他者を記述するためのものである。「一次元的」スピリチュアルケアとしてさまざまなアセスメントが考えられており、今後の展開が強く期待される。そしてこの領域での展開が、小論の冒頭で紹介した臨床研究に基づくスピリチュアルケアにとって不可欠なものなのである。そして、ケアを目指しての適切な「介入」とその「効果」の測定という発想を支えることになる。

しかし、実は、本質的にはこの「一次元的」営みの中にスピリチュアル「ケア」の要素はない。一次元性は記述そしてアセスメントの次元である。アセスメントによって得られたスピリチュアルな課題・ペインについての情報は、この方法によって集められ記述された時点で、身体的・社会的・心理精神的課題へと翻訳されて理解されている。それゆえ、それに対処するための「介入」としてのケアは、しかるべき職種の人による、意図され、計画され、準備され、実施することが可能なのである。ここで語られている「スピリチュアルケア」は、次の構造を持っている。

① スピリチュアルな課題・ペインとして同定（identify）され評価（evaluate）されたものは、
② 〈スピリチュアルとは違ったレベル〉で、介入を前提に分析的に記述され、
③ 〈スピリチュアルとは違ったレベル〉での介入が、計画され実施される。
④ その上でスピリチュアルな課題・ペインは再評価され、
⑤ ケアの効果が実証される

この構造を理解した上で、患者のＱＯＬを向上させ、患者・家族の満足度を高めるのが、医療福祉

現場での重要な営みである。現代のスピリチュアルケアは、この土俵の上で効果を証明することが求められている。

以下の「二次元的」および「三次元的」スピリチュアルケアは、実は上記の〈スピリチュアルとは違ったレベル〉での「ケア」とパラレルに起こっているプロセスと言える。研究的な視点にとって「ブラックボックス」となっていることの中身の議論と言えるかもしれない。それら自体の効果を測定することはできない。上記の臨床研究的な視点を持つケアプロセスのどこかで、下記のことが同時に起こっている可能性がある、という意味である。実は、その可能性を高めることがスピリチュアルケア専門職養成の課題である。しかしその効果を測定するための、現在さかんに語られ始めているものとは次元を異にする「研究」をどのように設計するのかについては、今後議論を続ける必要がある。

三 「二次元的」スピリチュアルケアの〈他者論〉

「一次元的」スピリチュアルケアが、さまざまなアセスメントの背後にある哲学的前提と親和性があることを論じたが、同時に、ケアそのものに結び付きにくいことも示唆した。これに対して、優れた「傾聴」は一次元的ケアで紹介された現象学的な営みであり、「傾聴」こそが、スピリチュアルケアの基礎的構造ではないか、という反論が予想される。ここでは、「傾聴」には、「二次元的」さらには「三次元的」スピリチュアルケアの側面がある。と言うに留めておく。

「二次元的」スピリチュアルケアは、「一次元的」それと違って、ケア実践者とケア対象者があらかじめ同質であることを前提としていない。文化多元主義あるいは社会構成主義といったポストモダンの世界観に基づく〈他者論〉をイメージしている。各自は、与えられた環境や選択してきた環境の中で、ユニークに構成される。それに応じて、同じ体験をしたとしても内的な味わいは異なっている。同じ教育を受けたとしても、全体的構成の違いによってその受けとめ方も理解の仕方も異なっている。しかし同時に、この〈他者論〉は、コミュニケーションへの信頼も持っている。異質な他者が、コミュニケーションを通して、共通の場を構築することが可能なのである。

「二次元的」スピリチュアルケア理論は、意図的になされるコミュニケーションの中にケアの要素を見いだすことになる。その中には、一方の極として、コミュニケーション関係そのものがエンパワーメントの契機であるとし、語られる内容よりも関係性の変化とそれに伴うケア対象者の内的変容に関心を集中する立場がある。他方の極として、コミュニケートされる内容をめぐってのケア対象者の知的理解と同化を重視する立場がある。この両極の間のスペクトラムの広がりの中に、さまざまなケアタイプが考えられる。いずれも、共振・共感・納得・理解などを通して、ケア対象者の信仰や価値観の再確認もしくはその変容がケアの中心である。ケア関係の深化に伴い、必然的にケア実践者の側の変容も起こるということも、重要なテーマである。その度合いは、ケアのスタイルによってさまざまである。

小西達也[11]が強調するように、「ビリーフ」変容がスピリチュアルケアの課題だとする立場も、このスペクトラムの中に位置づけられるように思う。ケア関係の深化に伴い、ケア対象者の中に生まれる自己肯定感や自己受容を含む自己理解、また世界理解が変容する。「ビリーフ」の変容がスピリチュアリティレベルでのさまざまな影響をもたらす。前述のスペクトラムを考えるとき、変容はケア対象者の内的経験として言語化されないレベルから、はっきりした価値観の変化の自覚と決断というレベルのものまであるだろう。ケア実践に注目したとき、関係性の構築とその深まりそのものが持つケア的な力に促されたケア対象者の主体的な変化を待つものから、明確な方向づけをもった働きかけによって期待されたビリーフの変化を主導するものまで、広がりがある。認知行動療法も、意識の奥に働きかけ、言語化以前の「ビリーフ」変容への働きかけであると理解することもできる。

日本のスピリチュアルケアの議論にとって、宗教的ケアとスピリチュアルケアの峻別は重要なテーマである。谷山洋三[12]による両者の区別は、よく知られている。「二次元的」スピリチュアルケアの〈他者論〉、そしてケア実践者とケア対象者の同質化への過程としての「二次元的」スピリチュアルケアを考えた場合、この区別は、宗教的な背景を意識したケア実践者の意識に近い位置で同質化が得られるか〈宗教的ケア〉、ケア対象者の意識に近いところで同質化が得られるか〈スピリチュアルケア〉の違いと理解することができる。すなわち「二次元的」スピリチュアルケア実践においては、ケア実践者自身が、〈宗教的教義的実践というケアスタイル〉と〈臨床的なケアスタイル〉との間に、どのように自己のケアのあり方を位置づけるか、という一つの指標を立てることができる。もちろん、〈宗教的教義的実践というケアスタイル〉からの距離を持つということが、そのケア実践者が自身の信仰を弱体化することを意味しない、ということは当然である。むしろ、より臨床的に深い実践をすることで、教義理解や信仰実践のダイナミックな深化を期待するのが、実践宗教学の立場である。

「二次元的」スピリチュアルケアにおいては、ケア実践者側も、自らの信仰・信念と使命を感じながらさまざまな利害を抱えてこの世界を生きる生身の人間である、という理解を大切にする。「一次元的」ケアおける、抽象化された実践主体・研究主体とは大きく異なる。生身の人間でもある「二次元的」スピリチュアルケアの実践主体は、ケア関係の影響を受け、自らも変容する。ケア実践者・ケア対象者が同質性を見いだす地平は、両者のかかわりとそれに基づくダイナミズムによってのみ実現しうる。これが、ここで語られている同質化へのプロセスである。これに対して、臨床研究の枠を保持しながら行われるケアにおいては、ケア実践者の側の変容は許容しがたいことになろう。この点が、スピリチュアルケア実践者が臨床研究導入に違和感を持つ第一の原因かもしれない。

異質に構成されたケア実践者とケア対象者が、ケアというコミュニケーションを経て同質化に向かうのが「二次元的」スピリチュアルケアの〈他者論〉である。喪失・悲嘆・絶望などといったスピリチュアルな困難に直面したとき、同質化の着地点がどれほど意識しうるものであるかはわからないが、ケア実践者の働きかけによって、それらの困難へのコーピングが向上する、ということであろう。これらは、広い意味で共同体形成に向かう〈他者論〉ということができる。

四　「三次元的」スピリチュアルケアの〈他者論〉

ケア対象者とケア実践者とが他者同士でありつつも本来的に同質性を持つという「一次元的」ケアの〈他者論〉、またケアの過程を通して同質化に向かい両者が同じ地平に立つことができるとする「二次元的」ケアの〈他者論〉、これらの両方から離れた〈他者論〉に立脚しているのが「三次元的」スピリチュアルケアである。他の次元には見られない、他者の他者性についてより先鋭な感覚を持つ洞察である。この「三次元」でのテーマは、自我・事象・共同体ではなく、超越である。記述ではなく、意図的なコミュニケーションでもない、出来事としてのスピリチュアルケアである。それゆえ、ここにおける他者同士の出会いが何を生み出すのか、予想し操作することは不可能である。筆者にとっては、この次元こそがスピリチュアルケアの次元であり、厳密に言えば他の次元は、社会性・心理性に還元しうるケアと理解することすらできるように思われる。

この次元を特に重要に感じるのには、筆者がケア実践また教育実践の中で感じ続けている、他者へのたどり着けなさ、こちらの理解を超えた他者の驚くべき独自性と存在感がある。そして、そのたどり着けなさや独自の存在感の中に、ケア実践者側の思惑に入りきらない他者の他者性とその崇高さを感じている。「三次元」という表現は、この他者の不思議とケアの神秘を何とかして表現しようとしている。コントロール不可能な出来事が、他者同士の関係性に基づく人間の水平のレベルを超えて、それと交差するような垂直のベクトルを持って広がっていることを示すものである。人と人との超えがたい距離、知の平面には収まらない事態を表現している。それにもかかわらず、いやそれであるからこそ、この次元に生起する出来事は、対象者へのケアとなり、また、実践者にとっても成長を促すものとなる。

このような関心の背後には、英国教会の伝統の中でスピリチュアリティを養った筆者の、感覚の偏りがあるかもしれない。すなわち、英国教会のような、キリスト教の中でも典礼（liturgy）を大切にする伝統では、典礼を通して神を感じる。しかも、人格としての神を対象化して感じるのではなく、対象化できない神の存在と働きを典礼の中に感じる。こちらの感性によって十全にわかる（comprehend）ことのない、超越（beyond）の神が臨在する気配を感じるのである。神の顔を見ることはできない。[13]

「三次元的」スピリチュアルケアは、ケア対象者を「対象者」の位置ではなく、生の「顔」を持った他者として意識する。そこではその人の「まなざし」がこちらを向いている。この他者の他者性への感覚について、岩田靖夫は、哲学者エマニュエル・レヴィナス（Emmanuel Lévinas, 1906-1995）の思想に依拠しながら、この語りえないことを語る試みを行う。[14]

『全体性と無限』という書物がレヴィナスの主著であるが、かれの言う全体性とは要するに自己中心性のことである。すなわち、力への意志は、すべてのものを自己のために自己のまわりに全体化《トタリゼー》することによって、自己を肯定しようとする。この自己中心的な視野の中では他者は自我の付属品にすぎない。それは全体性の一要素であり、その全体性の中で自我はおのれを肯定するのである。こうして、他者は自己自身の単なる一契機、私が私自身との完全な一致を目指して全体化すべき対象と化するわけである。……（中略）……無限は全体性とは次元を異にしており、別の根源から発し、そして、まさに全体性の破壊を前提とするのである。真の無限は全体性の円環を破裂させる出来事のうちに姿を現わす。それは自我論的内面性の閉じた宇宙の中への一つの侵入である。この独自の出来事、全体性との関連で言えば根本的に新しい出来事は、レヴィナスによれば「顔の顕現」（l'épiphanie du visage）という絶対的な経験のうちに出現する。[15]

さらに、次のように言う。

この顔の顕現における他者の経験は、より厳密に言えば、意味連関の中に収まりきらない意味の出現、レヴィナスの特異な表現で言えば謎（ênigme）の出現と言い換えることができるであろう。世界の中のすべての対象はその他の諸対象によって形成された文脈の中に位置づけられており、この文脈との連関なしには意味をなさない。これに対して、他者の顔、とくにそのまなざしは、それ自身によってしか説明できない根源的な開始であり、自己自身の光によって輝く唯一のものなのである。そして、このような他者のまなざしに出会うことが、レヴィナスの言う無限（infini）の経験であり、超越（transcendance）の経験なのであった。[16]

マルティン・ブーバー（Martin Buber, 1878-1965）が「我と汝」の関係について語るときにも、[17]この本来的な他者性を大前提にしていたことに疑いの余地はないと感じる。彼は、「我とそれ」という関係を止めて「我と汝」の関係に改めよ、と言っているのでない。人間存在の神秘に向き合う姿勢に、人々を招いている。なぜなら、レヴィナスとブーバー両者の思想的基盤であるユダヤ教において、神と人間との関係が、関係性の究極のモデルであるからである。そこでは、創造者たる神は、被造物である人間にとって絶対的な他者である。真の関係性とは、凄まじい緊張関係を前提としているのである。

「三次元的」スピリチュアルケアをこのような〈他者論〉に基づくものと考えたとき、そこに築かれるのは、まなざしの交わった張り詰めた空間である。ケアの意図や技術ではなく、私が他者である相手に畏れを持って投げかけるまなざしが、他者のまなざしと交わることへの期待と畏れが、この次元でのケアの根幹にある。ケア実践者ができることは、神のまなざしの前に欠けがえのないもう一人の被造物である、目の前にいるその他者と、時間と空間を共有することを味わい、その畏れの気持ちを抱えながら、なすべきことをなすだけであろう。そのなすべきことを、レヴィナスは、その単語の語源に立ち返りつつ、「**liturgy**」と名づける。この経験は、神と出会う経験の片鱗なのだと思う。そして、自分とのひとときの中に、相手も神との出会いの片鱗を感じてくれることを祈るのである。これが、ユダヤ＝キリスト教の伝統の中に息づく、「*imago Dei*（image of God　神の似姿）」としての人間が他者に向き合うときの姿勢なのである。

言葉で語ろうとすると意味が伝わりにくいこのことを、実は、実際のケアに携わる人々は経験している。「ケアにおける〈神聖な〉経験」に出会うことは、稀ではない。

五　まとめ

小論は、スピリチュアルケアにおいて臨床研究を強く推し進める機運が起こってきていることを、当然のことと受けとめている。しかし同時に、臨床研究の対象になりにくい要素がこのケアの中にあることにも目を向け、それらを識別するための枠組みの提示を目指した。スピリチュアルケアを三類型に分け、それらを次元的に理解しようとする筆者の論をもう一歩進め、〈他者論〉の視点で補強しようとした試みである。

ケアの成果は、ある意味、すべて「一次元的」に可視化される必要がある。「一次元的」なケアは、ストレートに、できる限り緻密に言語化されることが期待される。臨床研究に対するリテラシーは、今後、スピリチュアルケア実践者にとって必須の力となる。さらに、専門職としてスピリチュアルケアを担う者には、自らの実践についての臨床的研究を主導する力が求められる。

しかしながら、「二次元的」「三次元的」スピリチュアルケアの意味は、それ自体として表現し評価することは難しい。現時点では、ケア実践者のアイデンティティとして、ケア実践者のビジョンとして、そしてケア実践者自身のスピリチュアリティとして論じられるべきであろう。これは、「一次元的」評価には乗らない内容かもしれない。

　言うまでもなく、小論は問題提起を意図しており、今後多くの批判を受けながら論を改善してゆきたい。これは、スピリチュアルケアの臨床研究を、より効果的なものにするための基礎作業であると信じている。

注

（1）上智大学は、制度発足時よりの認定プログラムであったグリーフケア研究所人材養成講座に加え、二〇一六年度より大学院実践宗教学研究科死生学専攻を開設する。東北大学大学院文学研究科実践宗教学寄附講座は、二〇一一年から臨床宗教師養成を開始し二〇一四年度より学会の認定プログラムとなった。龍谷大学大学院実践真宗学研究科も臨床宗教師養成を続けており、学会認定プログラムへの準備を進めている。

（2）"Literature Review - Testing the Efficacy of Chaplaincy Care"
〈https://www.healthcarechaplaincy.org/templeton-research/tr-literature-review.html〉もしくは
〈https://www.healthcarechaplaincy.org/docs/publications/templeton_research/testing_the_efficacy_of_chaplaincy_care.pdf〉

（3）一九九〇年一〇月に始まったEuropean Consultation for Hospital Chaplainは、二年ごとにヨーロッパ各地を会場に開催されていたが、二〇〇〇年の第六回会議においてThe European Network of

Heath Care Chaplaincy の結成が決議された。目的として、The network works for the development of professional guidelines, promotes a high quality standard of health care chaplaincy and advocates the integration of spiritual care in health care. が挙げられている。

（4）【付録1】は、このドキュメント Statement - Healthcare Chaplaincy in the Midst of Transition 〈http://www.enhcc.eu/2014_salzburg_statement.pdf〉 全文の筆者による翻訳である。

（5）Myers, Gary E. (ed.), *An Invitation to Chaplaincy Research: Entering the Process,* 2014. 〈https://www.healthcarechaplaincy.org/docs/publications/templeton_research/hcc_research_handbook_final.pdf〉

（6）このスピリチュアルケアの新たな流れを強く推進しているのが、チャプレンであり同時に疫学(epidemiology）の研究者でもある、ラッシュ大学のジョージ・フィッチェット（George Fitchett）である。【付録2】は、二〇一五年一〇月にサンフランシスコで開催された第一〇回国際パストラルケア・カウンセリング学会 International Congress on Pastoral Care and Counselling（共催　米国臨床牧会教育協会西部四地区年次総会 Annual Regional Meeting of the Association for Clinical Pastoral Education）で彼が提示したスピリチュアルケアの基礎文献表である。同氏の許可を得て掲載する。本文で紹介した米国医療チャプレン・ネットワークによるテンプルトン財団助成研究成果に付された文献表とともに、先行業績研究の第一歩として利用したい。

（7）拙稿「スピリチュアルケアの三次元的構築」、鎌田東二編『講座スピリチュアル学　第1巻　スピリチュアルケア』ビイング・ネット・プレス、地球人選書、二〇一四年。

（8）例えば、新田義弘・宇野昌人編『他者の現象学――哲学と精神医学からのアプローチ』（増補新版）、北斗出版、一九九二年。新田義弘編『他者の現象学2――哲学と精神医学の間』、北斗出版、一九九二年。河本英夫・谷徹・松尾正編『他者の現象学3――哲学と精神医学の臨界』北斗出版、二〇〇四年。

（9）木村敏『からだ・こころ・生命』講談社、講談社学術文庫、二〇一五年。
（10）拙稿「人材養成の理念と方法―現象学的ケア教育の試み」、上智大学グリーフケア研究所『グリーフケア』創刊号、二〇一三年。
（11）小西達也「スピリチュアルケア」、東札幌病院編集委員会編、石谷邦彦監修『チームがん医療実践テキスト――医師・看護師などチーム医療にかかわるすべてのスタッフのための教科書』先端医学社、二〇一一年。
（12）谷山洋三「スピリチュアルケアの担い手としての宗教者――ビハーラ僧と臨床宗教師」、鎌田東二編『講座スピリチュアル学　第1巻　スピリチュアルケア』ビイング・ネット・プレス、地球人選書、二〇一四年。
（13）旧約聖書『出エジプト記』三章四―六節。
（14）筆者は、この哲学者に直接向き合うために必要なフランス語とヘブライ語の力を持ち合わせていない。小論の骨子については岩田靖夫氏の研究を通して、またその前提となるレヴィナス理解については内田樹氏の研究を通して、学ばせていただいた。岩田靖夫『神の痕跡――ハイデガーとレヴィナス』岩波書店、一九九〇年。内田樹『レヴィナスと愛の現象学』文藝春秋、文春文庫、二〇一一年、内田樹『他者と死者――ラカンによるレヴィナス』文藝春秋、文春文庫、二〇一一年。
（15）岩田、上掲書、一〇二―一〇三頁。
（16）同上書、一〇四―一〇五頁。
（17）マルティン・ブーバー『我と汝・対話』植田重雄訳、岩波書店、岩波文庫、一九七九年。先に紹介したレヴィナスは、ブーバーが展開する他者との間の平等な相互性には批判的であった。両者の間の思想のズレは、それ自体とても興味深いテーマである。

Thuné-Boyle IC, Stygall J, Keshtgar MR, Davidson TI, Newman SP. Religious coping strategies in patients diagnosed with breast cancer in the UK. *Psychooncology.* 2011 Jul; 20(7): 771-82. doi: 10.1002/pon.1784. Epub 2010 May 26.

van Laarhoven HW, Schilderman J, Verhagen CA, Prins JB. Comparison of attitudes of guilt and forgiveness in cancer patients without evidence of disease and advanced cancer patients in a palliative care setting. *Cancer Nursing.* 2012 Nov-Dec; 35(6): 483-92. doi: 10.1097/NCC.0b013e318243fb30.

Wall RJ, Engelberg RA, Gries CJ, Glavan B, Curtis JR. Spiritual care of families in the intensive care unit. *Critical Care Medicine.* 2007 Apr; 35(4): 1084-90.

Wang CW, Chan CL, Ng SM, Ho AH. The impact of spirituality on health-related quality of life among Chinese older adults with vision impairment. *Aging & Mental Health.* 2008 Mar; 12(2): 267-75. doi: 10.1080/13607860801951903.

Zeng Y, Gu D, George LK. Association of Religious Participation With Mortality Among Chinese Old Adults. *Research on Aging.* 2011 Jan; 33(1): 51-83. doi: 10.1177/0164027510383584.

(George Fitchett, Research about Spiritual Care in Health Care: What We Know and What We Need to Know References, International Congress on Pastoral Care and Counseling: Plenary Session, October 2015.に DOI 情報等を追加している)

Ramirez SP, Macêdo DS, Sales PM, Figueiredo SM, Daher EF, Araújo SM, Pargament KI, Hyphantis TN, Carvalho AF. The relationship between religious coping, psychological distress and quality of life in hemodialysis patients. *Journal of Psychosomatic Research.* 2012 Feb; 72(2): 129-35. doi: 10.1016/j.jpsychores.2011.11.012. Epub 2012 Jan 10.

Schnall E, Wassertheil-Smoller S, Swencionis C, Zemon V, Tinker L, O'Sullivan MJ, Van Horn L, Goodwin M. The relationship between religion and cardiovascular outcomes and all-cause mortality in the Women's Health Initiative Observational Study. *Psychology & Health.* 2010 Feb; 25(2): 249-63. doi: 10.1080/08870440802311322.

Schultz M, Lulav-Grinwald D, Bar-Sela G. Cultural differences in spiritual care: findings of an Israeli oncologic questionnaire examining patient interest in spiritual care. *BMC Palliative Care.* 2014 Apr 8; 13(1): 19. doi: 10.1186/1472-684X-13-19.

Selman L, Siegert RJ, Higginson IJ, Agupio G, Dinat N, Downing J, Gwyther L, Mashao T, Mmoledi K, Moll T, Sebuyira LM, Ikin B, Harding R. The "Spirit 8" successfully captured spiritual well-being in African palliative care: factor and Rasch analysis. *Journal of Clinical Epidemiology.* 2012 Apr; 65(4): 434-43. doi: 10.1016/j.jclinepi.2011.09.014.

Selman L, Young T, Vermandere M, Stirling I, Leget C; Research Subgroup of the European Association for Palliative Care Spiritual Care Taskforce. Research Priorities in Spiritual Care: An International Survey of Palliative Care Researchers and Clinicians. *Journal of Pain and Symptom Management.* 2014 Oct; 48(4): 518-31. doi: 10.1016/j.jpainsymman.2013.10.020. Epub 2014 Mar 27.

Snowden A, Telfer I, Kelly E, Bunniss S, Mowat H (2013). The construction of the Lothian PROM. *The Scottish Journal of Healthcare Chaplaincy,* 16: 3-16.

Snowden A, Telfer I, Kelly E, Bunniss S, Mowat H (2013). 'I was able to talk about what was on my mind'. The operationalisation of person centred care. *The Scottish Journal of Healthcare Chaplaincy,* 16: 13-26.

Monod S, Rochat E, Bula C, Spencer B (2010). The Spiritual Needs Model: Spirituality Assessment in the Geriatric Hospital Setting. *Journal of Religion, Spirituality & Aging,* 22: 271-82. doi: 10.1080/15528030.2010.509987.

Mowat H (2008). The potential for efficacy of healthcare chaplaincy and spiritual care provision in the NHS (UK): A scoping review of recent research. Aberdeen, Scotland: Mowat Research Ltd. Available online at http://www.mfghc.com/cfts/efficacy_0801.pdf. Last accessed March 25, 2014.

Musick MA, House JS, and Williams DR (2004). Attendance at religious services and mortality in a national sample. *Journal of Health and Social Behavior,* 45(2): 198-213. doi: 10.1177/002214650404500206.

Myers G E & Roberts S (Eds, 2014). An Invitation to Chaplaincy Research: Entering the Process. New York: HealthCare Chaplaincy Network. Available online at http://www.healthcarechaplaincy.org/docs/publications/templeton_research/hcc_research_handbook_final.pdf Last accessed May 25, 2015.

Newitt M (2014). Chaplaincy support to bereaved parents - part 1: liturgy, ritual and pastoral presence. *Health and Social Care Chaplaincy,* 2(2): 179-194. doi: 10.1558/hscc.v2i2.20542.

Offenbaecher M, Kohls N, Toussaint LL, Sigl C, Winkelmann A, Hieblinger R, Walther A, Büssing A (2013). Spiritual needs in patients suffering from fibromyalgia. *Evidence-Based Complementary and Alternative Medicine,* 2013: 1785 47. doi: 10.1155/2013/178547. Epub 2013 Nov 20.

Piderman KM, Marek DV, Jenkins SM, Johnson ME, Buryska JF, Shanafelt TD et al (2010). Predicting patients' expectations of hospital chaplains: a multisite survey. *Mayo Clinic Proceedings,* 85(11): 1002-10. doi: 10.4065/mcp.2010.0168.

Kurita A, Takase B, Shinagawa N, Kodani E, Okada K, Iwahara S, Kusama Y, Atarashi H (2011). Spiritual activation in very elderly individuals assessed as heart rate variability and plasma IL/10/IL-6 ratios. *International Heart Journal,* 52(5): 299-303.

la Cour P, Avlund K, Schultz-Larsen K. Religion and survival in a secular region. A twenty year follow-up of 734 Danish adults born in 1914. *Social Science & Medicine.* 2006 Jan; 62(1): 157-64. Epub 2005 Jul 5.

Lyndes KA, Fitchett G, Berlinger N, Cadge W, Misasi J, & Flanagan E (2012). A survey of chaplains' roles in pediatric palliative care: integral members of the team. *Journal of Health Care Chaplaincy,* 18(1-2): 74-93. doi: 10.1080/08854726.2012.667332.

Martinuz M, Dürst AV, Faouzi M, Pétremand D, Reichel V, Ortega B, Waeber G, Vollenweider P. Do you want some spiritual support? Different rates of positive response to chaplains' versus nurses' offer. *Journal of Pastoral Care & Counseling.* 2013 Sep-Dec; 67(3-4): 3.

Massey et al. (2015). What do I do? Developing a taxonomy of chaplaincy activities and interventions for spiritual care in intensive care unit palliative care. *BioMed Central, Palliative Care* 2015, 14: 10. doi: 10.1186/s12904-015-0008-0. Epub 2015 Apr 15.

Mohr S, Borras L, Nolan J, Gillieron C, Brandt PY, Eytan A, Leclerc C, Perroud N, Whetten K, Pieper C, Koenig HG, Huguelet P (2012). Spirituality and religion in outpatients with schizophrenia: a multi-site comparative study of Switzerland, Canada, and the United States. *International Journal of Psychiatry in Medicine,* 44(1): 29-52.

Monod S, Martin E, Spencer B, Rochat E, Büla C. Validation of the spiritual distress assessment tool in older hospitalized patients. *BMC Geriatrics.* 2012 Mar 29; 12(1): 13. doi: 10.1186/1471-2318-12-13.

Handzo GF, Cobb M, Holmes C, Kelly E, Sinclair S (2014). Outcomes for professional health care chaplaincy: an international call to action. *Journal of Health Care Chaplaincy,* 20(2): 43-53. doi: 10.1080/08854726.2014.902713.

Hill TD, Angel JL, Ellison CG, and Angel RJ (2005). Religious attendance and mortality: An 8-year follow-up of older Mexican Americans. *Journal of Gerontology: Social Sciences,* 60B(2): S102-9.

Hui D, de la Cruz M, Thorney S, Parsons HA, Delgado-Guay M, Bruera E (2011). The frequency and correlates of spiritual distress among patients with advanced cancer admitted to an acute palliative care unit. *American Journal of Hospice and Palliative Care,* 28(4): 264-70.

Hundley V (1999). Evidence based practice: What is it? And why does it matter? *Scottish Journal of Healthcare Chaplaincy,* 2(1): 11-14. doi: 10.1177/10499 09110385917. Epub 2010 Nov 7.

Jankowski KR, Handzo GF, Flannelly KJ (2011). Testing the efficacy of chaplaincy care. *Journal of Health Care Chaplaincy,* 17(3-4): 100-25. doi: 10.1080/ 08854726.2011.616166.

Johnson JR, Engelberg RA, Nielsen EL, Kross EK, Smith NL, Hanada JC, Doll O'Mahoney SK, Curtis JR. The association of spiritual care providers' activities with family members' satisfaction with care after a death in the ICU. *Critical Care Medicine.* 2014 Sep; 42(9): 1991-2000. doi: 10.1097/CCM.0000000 000000412.

Kevern P, Hill L. 'Chaplains for well-being' in primary care: analysis of the results of a retrospective study. *Primary Health Care Research and Development.* 2015 Jan; 16(1): 87-99. doi: 10.1017/S1463423613000492. Epub 2014 Jan 22.

Koenig HG, Hays JC, Larson DB, George LK, Cohen HJ, McCullough ME, Meador KG and Blazer DG (1999). Does religious attendance prolong survival? A six-year follow-up study of 3,968 older adults. *Journal of Gerontology: Medical Sciences,* 54: M370-6.

Chochinov HM, Hassard T, McClement S, Hack T, Kristjanson LJ, Harlos M, Sinclair S, Murray A. The landscape of distress in the terminally ill. *Journal of Pain and Symptom Management.* 2009 Nov; 38(5): 641-9. doi: 10.1016/j.jpainsymman. 2009.04.021. Epub 2009 Aug 26.

Dapueto JJ, Servente L, Francolino C, Hahn EA. Determinants of quality of life in patients with cancer. *Cancer.* 2005 Mar 1; 103(5): 1072-81.

European Network of Health Care Chaplaincy, (2014). Statement - Healthcare Chaplaincy in the Midst of Transition (aka The Salzburg Statement). Available online at http://www.enhcc.eu/salzburg14.htm

Fitchett G, Grossoehme D (2012). Health care chaplaincy as a research-informed profession. In S Roberts (Ed.), *Professional Spiritual and Pastoral Care: A Practical Clergy and Chaplain's Handbook* (pp. 387-406). Woodstock, VY: SkyLight Paths Publishing.

Fitchett G, Lyndes KA, Cadge W, Berlinger N, Flanagan E, & Misasi J (2011). The role of professional chaplains on pediatric palliative care teams: perspectives from physicians and chaplains. *Journal of Palliative Medicine,* 14(6): 704-7. doi: 10.1089/jpm.2010.0523. Epub 2011 Apr 15.

Fitchett G & Nolan S (Ed.) (2015). *Spiritual Care in Practice: Case Studies in Healthcare Chaplaincy.* London and Philadelphia: Jessica Kingsley Publishers.

Gillum RF, King DE, Obisesan TO, Koenig HG. Frequency of attendance at religious services and mortality in a U.S. national cohort. *Annals of Epidemiology.* 2008 Feb; 18(2): 124-9.

Ginting H, Näring G, Kwakkenbos L, Becker ES. Spirituality and Negative Emotions in Individuals With Coronary Heart Disease. *Journal of Cardiovascular Nursing.* 2015 Nov-Dec; 30(6): 537-45. doi: 10.1097/JCN.0000000000000201.

【付録 2】

ジョージ・フィッチェットによるスピリチュアルケアの基礎文献表

（第10回国際パストラルケア・カウンセリング学会，2015年10月）

APA Presidential Task Force on Evidence-Based Practice (2006). Evidence-based practice in psychology. *American Psychologist,* 61(4): 271-85.

Balboni TA, Paulk ME, Balboni MJ, Phelps AC, Loggers ET, Wright AA, Block SD, Lewis EF, Peteet JR, Prigerson HG. Provision of spiritual care to patients with advanced cancer: associations with medical care and quality of life near death. *Journal of Clinical Oncology.* 2010 Jan 20; 28(3): 445-52.

Boisen AT (1971/1936). *Exploration of the Inner World: A Study of Mental Disorder and Religious Experience.* Philadelphia: University of Pennsylvania Press.

Boscaglia N, Clarke DM, Jobling TW, Quinn MA. The contribution of spirituality and spiritual coping to anxiety and depression in women with a recent diagnosis of gynecological cancer. *International Journal of Gynecological Cancer.* 2005 Sep-Oct; 15(5): 755-61.

Canada AL, Fitchett G, Murphy PE, Stein K, Portier K, Crammer C, & Peterman AH (2013). Racial/ethnic differences in spiritual well-being among cancer survivors. *Journal of Behavioral Medicine,* 36(5): 441-453. doi: 10.1007/s10865-012-9439-8. Epub 2012 Jul 3.

Carey LB, Polita C, Marsden CR, Krikheli L. Pain control and chaplaincy in Aotearoa New Zealand. *Journal of Religion and Health.* 2014 Oct; 53(5): 1562-74. doi: 10.1007/s10943-013-9748-4.

Chida Y, Steptoe A, Powell LH (2009). Religiosity/spirituality and mortality. A systematic quantitative review. *Psychotherapy and Psychosomatics,* 78(2): 81-90. doi: 10.1159/000190791. Epub 2009 Jan 14.

チャプレンは、医療現場の他職種と協働し、すべての信仰や信念に基づく集団(faith and belief groups）に共有される愛（love）・共感（compassion）・公正（justice）といった基本的価値に基づいて、倫理的で効果的な癒しの共同体（healing communities）を作り出すことに努める。

研究の義務

スピリチュアルケア実践の評価を容易に行うことはできないという認識を持ちつつも、ケアの質の向上のため、研究を行うことは重要である。したがって、ヨーロッパにおける医療チャプレンの共同体はチャプレンの活動の不可欠な要素として、研究の促進に努める。研究においては、ケアの「実践過程（process)」ではなく「効果 (outcome)」を測定するものとする。すべてのチャプレンは、最新の研究結果に基づきケア実践の改善をしなければならない。

研究は、現代の医療にとって不可欠な要素である。チャプレンによって提供されるケアも、臨床実践研究の知見に基づくものでなければならない。患者の「語り」を傾聴し解釈することが働きの核心であるので、チャプレンはナラティブ研究について熟知していることが期待される。研究に際しては、医療における他職種との効果的な協力関係を構築し発展させることが望まれる。

研究成果を公表することを通して、医療提供者と信仰共同体に対して、チャプレンの役割と重要性を伝えることができ、その結果チャプレンの働きを促進することにもつながる。

実践への呼びかけ

「最良のスピリチュアルケア」提供のため以下のことを提案する。

すべての**チャプレンは**、常に最新の研究成果を学び、それに基づいてケア実践を改善する。チャプレンの中から、医療チャプレンの働きの効果について質の高い研究を行うため、研究を指導する人材を配置する。

医療提供者は、チャプレンが最新の研究成果に基づいてケア実践を改善することを求め、研究に携わるチャプレンを支援しなければならない。

信仰や信念に基づく共同体（faith and belief communities）は、研究に基づく医療チャプレンというモデルを支援する。

【付録１】

ヨーロッパ医療チャプレン・ネットワーク
「ザルツブルク宣言」
移行期における医療チャプレン

はじめに

この宣言文は、次のような目的のために作成された：

- ヨーロッパにおける医療チャプレンのコミュニティーにおいて、議論や討論を促進するため。
- 医療機関ならびに信仰共同体の指導的立場にある人々および運営責任者に、医療チャプレンの役割と目標について、より深い理解を促すため。
- 医療機関ならびに信仰共同体に働く他職種の人々に、医療チャプレンの働きとヨーロッパにおけるその動向を知らせるため。

背景

世界中の医療がめまぐるしく変化する中、医療チャプレンも転換期を迎えている。この変革は、チャプレンにとって、最良のスピリチュアルケア（best spiritual care）を提供することにより、「思いやりのある（humane）」医療システムの構築に向けて、積極的かつ革新的に貢献できる機会である。

最良のスピリチュアルケア（Best Spiritual Care）とは

このような移行期において、医療チャプレンは、各自の信仰（faith）・信念（beliefs）・価値観（values）に根ざし、それに基づいた実践を行わなければならない。常に専門技能の向上に努めなければならない。自らのケア実践について、また文化状況・社会状況について、神学的に（theologically）そして霊的に（spiritually）省察を続けなければならない。このような継続的な認識の深化が、異なる世界観や信仰を持つ人々と誠実に協働することを可能にするのである。

医療チャプレンは、スピリチュアルケアを提供する専門職であり、患者・近親者・医療関係者等が関係性・共同性を持つ存在であるという全人的（holistic）な人間観を堅持する。

あとがき

〈スピリチュアルケアを学ぶ6〉『スピリチュアルケアの心——いのちを育む力・委ねる力』を出版できたことを心から感謝いたします。

このシリーズはすでに五冊が刊行されていて、聖学院大学総合研究所カウンセリング研究センター主催の講演内容を原稿にまとめたものと原著論文を載せています。本書もその例にならって編まれています。今回は、細井順先生の「いのちを育むホスピスケア——死にゆく人たちに生かされて」、大西秀樹先生の「がん医療の現場からみた心の問題」、下稲葉康之先生の「死に対峙している魂の苦悩にどのように応えるか」の三講演が載せられています。それぞれの先生方は、終末期医療の最前線で治療とケアに携わってこられているパイオニアです。現代人の生と死のあり方を最もよくご存じです。

それぞれのご講演は、多くの方々の参加を得ています。その理由として、ご講演が私たちの切実な課題を扱ってくださっている点をあげることができます。また、各回とも熱のこもった講演で、参加者の心を揺さぶるものでした。その感動の理由を考えてみますと、医療の専門家としての深い知識と温かい人間性があるからだと感じます。この書物の中にも三人の先生方の医療者としての良心と人格的豊かさがあふれています。患者さんとご家族の心の悩みや痛みを癒やす優しさや思いやりがあり、その背後にはキリスト教信仰があると感じます。

原著論文は、伊藤高章先生の「スピリチュアルケアと〈他者論〉」と筆者の「スピリチュアルケアと信力の一考察」です。伊藤先生はスピリチュアルケアの人材養成のプログラムの創案と訓練にかかわり、すでにいくつもの実績を積んでこられました。今回の論文もフロントランナーとしての新しい分野に切り込んだ貴重な論文です。もう一つ、筆者の「スピリチュアルケアと信力の一考察」は、スピリチュアルケアの本質にある信仰の問題を扱ったものです。神への信仰、人への信頼、自分への自信を取り上げて、その特徴、構造、機能などをスピリチュアルケアの視点から扱っています。

今、政府は地域包括支援システムを進めています。地域がもつ癒やす力や支える力を生かして、国民の健康の維持を目標にする医療です。地域包括支援センターをつくり、病気になる前から予防に努め、病気になっても内的治癒力を活性化させて、生きがいのある人生を目指す政策です。現代の病気の特徴は慢性病、生活習慣病が多くなっていることであり、治療中心の医療では適切に対応できません。患者自身の生活や心持ちに踏み込んだ医療のあり方が社会的課題になっています。今までの医療では、病気になるとただ医療が頼りだとなり、医療に依存することになりますが、自分の内的力をもっと生かすことを目的にした医療が模索されています。

このような中で人間のスピリチュアリティが注目されています。人の中にある新しい能力であるスピリチュアリティ（霊性、魂の働き）を活性化することで、新しい生き方ができると考えられています。自分の人生の意味や目的を発見したり、苦難の中での生きる支えを見いだす道があることに気づきはじめています。

人間の根源的テーマである生と死をスピリチュアリティの視点から見直すことで、将来に向かって新しい窓が開かれて、生きる光を見いだすことができるでしょう。

〈スピリチュアルケアを学ぶ6〉『スピリチュアルケアの心』が新しい時代の中でスピリチュアルケアの意義や重要性を考えることを促し、将来に光をお届けできれば、この出版にかかわったものの望外の喜びです。すばらしい講演をしてくださった細井順先生、大西秀樹先生、下稲葉康之先生、そして原著論文を書いてくださった伊藤高章先生に心からの感謝を申し上げます。また、聖学院大学総合研究所と出版会の方々の日々のお働きがあって出来上がったことに感謝したいと思います。

窪寺　俊之

付記

本書のもとになった講演会は下記のとおり。

二〇一三年度

第二回　二〇一三年十月二十五日

細井　順（公益財団法人近江兄弟社ヴォーリズ記念病院ホスピス長）「いのちを育むホスピスケア——死にゆく人たちに生かされて」聖学院大学ヴェリタス館教授会室、参加者五九名

第三回　二〇一四年一月十七日

大西秀樹（埼玉医科大学国際医療センター精神腫瘍科教授）「がん医療の現場からみた心の問題」聖学院大学ヴェリタス館教授会、参加者五三名

二〇一四年度

第一回　二〇一四年四月二十五日

下稲葉康之（社会医療法人栄光会栄光病院理事長・名誉ホスピス長）「死に対峙して

いる魂の苦悩にどのように応えるか」聖学院大学ヴェリタス館教授会室、参加者九〇名

二〇一四年度には、つづいて下記の講演会が開催された。

第二回　二〇一四年十月二十四日
関　正勝（聖路加国際病院チャプレン、立教大学名誉教授）「検査社会の到来〝健康〟が義務となる社会」聖学院大学ヴェリタス館教授会室、参加者三六名

第三回　二〇一五年一月十六日
田村綾子（聖学院大学人間福祉学科准教授、公益社団法人日本精神保健福祉士協会副会長・研修センター長）「心身の病とたましいのケア――大切だけれど忘れがちなこと」聖学院大学ヴェリタス館教授会室、参加者五一名

二〇一四年度のスピリチュアル研究会で取り上げられたテーマは以下のとおり。第二回・第四回は東京スピリチュアルケア研究会と共催の会となった。
第一回「スピリチュアル・アセスメントの困難性」、第二回「スピリチュアルケアの可

能性——精神保健福祉領域の実態からの一考察」、第三回「スピリチュアルケアと宗教・哲学・心理学」、第四回「〝仏性〟と〝スピリチュアリティ〟を考える——仏教は〝スピリチュアルケア〟に堪えうるか？」

二〇一五年度も研究会は続けられており、以下の研究講演会がすでに開催された。

第一回　二〇一五年四月二十四日
アルフォンス・デーケン（イエズス会司祭、上智大学名誉教授）「心へのケアといやし——スピリチュアリティーとは」聖学院大学ヴェリタス館教授会室、参加者一一六名

以上の講演会の内容もシリーズに収録できればと考えている。

研究講演会は、通常、一時間三〇分の講演と四〇分の質疑応答からなっている。本書の原稿は、実際になされた講演の録音から文字を起こしたものの文章を整え、見出しをつけ、講師が使用した数多くのパワーポイントの図表から選択し、また作成しなおした図表を入れるという編集作業を行ったものとなっている。研究会の質疑応答では、「質問票」にご

記入いただいた参加者からの質問を司会者が時間内に収まるように取捨選択し、答えている。講師の応答では、講演では触れられなかった観点・論点が出され、議論が深まることもあるので、質疑の部分も収録できればよいが、編集の都合上、残念ながら講演部分のみになってしまう場合が多いことをお断りしておきたい。

（聖学院大学出版会編集部）

著者紹介（掲載順）

高橋　義文（たかはし　よしぶみ）

聖学院大学客員教授、聖学院大学総合研究所所長。

一九四三年生まれ。東京神学大学大学院博士課程終了。神学博士（東京神学大学）。三育学院短期大学教授・学長、エモリー大学客員研究員、聖学院大学大学院教授を経て現職。

【著書】『ラインホールド・ニーバーの歴史神学――ニーバー神学の形成背景・諸相・特質の研究』（聖学院大学出版会）、『ニーバーとリベラリズム――ラインホールド・ニーバーの神学的視点の探求』（同）。

【訳書】チャールズ・C・ブラウン『ニーバーとその時代――ラインホールド・ニーバーの預言者的役割とその遺産』（聖学院大学出版会）、ラインホールド・ニーバー『ソーシャルワークを支える宗教の視点――その意義と課題』（共訳、同）、ほか。

細井　順（ほそい　じゅん）

公益財団法人近江兄弟社ヴォーリズ記念病院ホスピス長。

一九五一年生まれ。一九七八年大阪医科大学卒業。自治医科大学消化器一般外科講師を経て、淀川キリスト教病院外科医長となった。その時に父親を胃がんのためにホスピスで看取り、それをきっかけにして一九九六年にホスピス医に転向。二〇〇四年、新たなホスピスの建設中に腎がんで右腎摘出術を受けた。二〇〇六年一〇月にホスピス棟は完成し、現在は、自らの体験を顧みつつ、「死の前では誰もが平等、お互いさま」という気持ちを大切にしながら患者とその家族に寄り添う医療を行っている。二〇一二年にはヴォーリズホスピスを舞台にドキュメンタリー映画『いのちがいちばん輝く日――あるホスピス病棟の40日』（溝渕雅幸監督）が制作され、二〇一三年二月から全国各地で公開された。日本緩和医療学会暫定指導医。

【著書】『希望という名のホスピスで見つけたこと』（いのちのことば社フォレストブックス）、『死をおそれないで生きる――がんになったホスピス医の人生論ノート』（同）、『こんなに身近なホスピス』（風媒社）。

下稲葉　康之（しもいなば　やすゆき）

社会医療法人栄光会栄光病院理事長・名誉ホスピス長。ＮＰＯ法人栄光ホスピスセンター理事長。久留米大学非常勤講師。

一九六三年九州大学医学部卒業。インターンを経て、一九六四年九州大学第二内科入局。一九六五年ボン大学へ留学し、帰国後、医師として勤務しながら、開拓伝道に従事する。一九六八年、香住丘キリスト福音教会を創設し伝道者として奉仕する。一九八〇年より福岡県亀山病院勤務にてホスピスを担当、以来、末期がんの方々に対する全人的理解・ケアを目指し、温かいもてなしの心でケアに臨んでいる。香住丘キリスト福音教会協力牧師。

【著書】『いのちの質を求めて――ホスピス病棟日誌』(いのちのことば社)、『癒し癒されて――栄光病院ホスピスの実録』(共著、いのちのことば社フォレストブックス)、『幸福な死を迎えたい――栄光病院ホスピスの現場から』(いのちのことば社)。

【訳書】エーリッヒ・ザウァー『永遠から永遠まで』(共訳、れいのかて社)。

大西　秀樹（おおにし　ひでき）

埼玉医科大学国際医療センター精神腫瘍科教授。

一九八六年横浜市立大学医学部卒。藤沢病院、横浜市立大学精神科講師、神奈川県立がんセンター精神科部長を経て、二〇〇六年四月埼玉医科大学精神腫瘍科教授。二〇〇七年四月より現職。専門領域は精神腫瘍学、死生学。患者遺族の心のケアを行う「遺族外来」を日本で初めて開設。日本サイコオンコロジー学会理事。

【著書】『がん患者の心を救う――精神腫瘍医の現場から』(河出書房新社)、『サイコオンコロジーを学びたいあなたへ――がん患者の心のケアこんなときどうする?:一歩進んだケアにつながる16事例』(共編著、文光堂）、『女性のがん心のケア』（土屋書店）、『死別の悲しみから立ち直るために』臨床死生学研究叢書２（共著、聖学院大学出版会）ほか。

窪寺　俊之（くぼてら　としゆき）

聖学院大学人間福祉学部教授（こども心理学科長）、聖学院大学大学院教授。

一九三九年生まれ。博士（人間科学、大阪大学）。埼玉大学卒業（教育学部）、東京都立大学大学院（臨床心理学）に学ぶ。エモリー大学神学部卒（神学）、コロンビア神学大学大学院卒（牧会学）。米国リッチモンド記念病院（ヴァージニア州）と淀川キリスト病院（大阪市）でチャプレン（病院付牧師）。イーストベイ・フリーメソジスト教会牧師（米国、サンフランシスコ市）。関西学院大学神学部教授を経て現職。日本臨床死生学会常任理事、スピリチュアルケア学会常任理事、日本神学会会員、日本福音主義神学会会員、日本ホスピス・緩和ケア研究振興財団評議員。

【著書】『スピリチュアルケア入門』（三輪書店）、『スピリチュアルケア学序説』（同）、『スピリチュアルケア学概説』（同）、『スピリチュアルケアを語る――ホスピス、ビハーラの臨床から』（共著、関西学院大学出版会）、『続・スピリチュアルケアを語る――医療・看護・介護・福祉への新しい視点』（共著、同）、『緩和医療学』（共著、三輪書店）、『死生論』（共著、メンタルケア協会）、『系統看護学講座　別巻10　ターミナルケア』（共著、医学書院）、『癒やしを求める魂の渇き』（編著、聖学院大学出版会）、『スピリチュアルペインに向き合う』（編著、同）、『スピリチュアルコミュニケーション』（編著、同）、『スピリチュアルケアの実現に向けて』（編著、同）、『愛に基づくスピリチュアルケア』（編著、同）、『希望を支える臨床生死観』（編著、同）など。

【訳書】シャロン・フィッシュ、ジュディス・シェリー『看護の中の宗教的ケア』（共訳、すぐ書房）、D・D・ウィリアムズ『魂への配慮』（訳、日本基督教団出版局）、モーリス・ワイルズ『神学とは何か』（訳、新教出版社）、ケネス・デール『キリスト教カウンセリングの方法と実際』（訳、日本ルーテル神学大学附属人間成長とカウンセリング研究所）、ルース・L・コップ『愛する人が死にゆくとき』（共訳、相川書房）、など。

伊藤　高章（いとう　たかあき）

上智大学神学部教授、同大学グリーフケア研究所教育担当副所長。

一九五六年生まれ。一九八八年国際基督教大学比較文化研究科博士課程満期退学。一九九三年 Church Divinity school of the Pacific Graduate Theological Union 修了。二〇〇二～二〇〇三年度スタンフォード大学病院スピリチュアルケア部スーパーヴァイザー・イン・レジデンス。専門はキリスト教史学・スピリチュアルケア。日本スピリチュアルケア学会理事、臨床スピリチュアルケア協会教育担当副代表、International Council on Pastoral Care and Counselling 会長。

【著書】『講座スピリチュアル学　第1巻　スピリチュアルケア』（共著、ビイング・ネット・プレス）、『実践がんサバイバーシップ――患者の人生を共に考えるがん医療をめざして』（共著、医学書院）、*Encounter in Pastoral Care and Spiritual Healing: Towards an Integrative and Intercultural Approach*, Lit Verlag.（共編著）、『スピリチュアルケアを語る――ホスピス、ビハーラの臨床から』（共著、関西学院大学出版会）、『対

話・コミュニケーションから学ぶスピリチュアルケア——ことばと物語からの実践』（共編、診断と治療社）
など。

〈スピリチュアルケアを学ぶ6〉

スピリチュアルケアの心《こころ》

——いのちを育《はぐく》む力《ちから》・委《ゆだ》ねる力《ちから》——

2016年2月15日　初版第1刷発行

編著者　窪　寺　俊　之

発行者　阿久戸　光　晴

発行所　聖学院大学出版会

〒362-8585　埼玉県上尾市戸崎1番1号

電話 048-725-9801

Fax. 048-725-0324

E-mail : press@seigakuin-univ.ac.jp

ISBN978-4-907113-18-6　C0311

臨床死生学研究叢書 5

希望を支える臨床生死観

平山正実 編著

ISBN978-4-907113-13-1（2015）　4,000円（本体）

〈カウンセリング〉

ヘンリ・ナウエンに学ぶ
——共苦と希望

平山正実・堀　肇 編著

ISBN978-4-907113-08-7（2014）　1,800円（本体）

ヘンリ・ナウエンは現代人の孤立・孤独・霊的渇きをどう理解し、それに応えるためにどのようにアプローチしたか。彼の私たちへのコミュニケーションのスタイルは何か。どうしてそれが私たちの魂を奪い、感動を与えるのか。素晴らしい著作群の背後にある創作の秘密をさぐります。ナウエンの霊性や思想の理解、相手と影響し合うコミュニケーション方法の理解に役立つ一冊となっています。

臨床死生学研究叢書 3

死別の悲しみを学ぶ

平山正実 編著

ISBN978-4-915832-91-8（2012） 4,000円（本体）

臨床死生学研究叢書 4

臨床現場からみた生と死の諸相

平山正実 編著

ISBN978-4-907113-03-2（2013） 4,000円（本体）

〈臨床死生学研究叢書〉

臨床死生学研究叢書 1

死別の悲しみに寄り添う

平山正実 編著

ISBN978-4-915832-76-5（2008） 3,400円（本体）

臨床死生学研究叢書 2

死別の悲しみから立ち直るために

平山正実 編著

ISBN978-4-915832-83-3（2010） 4,000円（本体）

スピリチュアルケアを学ぶ 5

愛に基づくスピリチュアルケア　窪寺俊之 編著

――意味と関係の再構築を支える

ISBN978-4-907113-10-0（2014）　2,300円（本体）

〈キリスト教入門書〉

神を仰ぎ、人に仕う・改訂21世紀版　聖学院キリスト教センター 編

――キリスト教概論

ISBN978-4-907113-04-9（2015）　2,100円（本体）

本書はキリスト教とは何かを知ることが、現代文明の中で大学教育を受けるにあたって必須であると確信し、その本質を伝授しようと意図しています。大学生がキリスト教の「福音」に出会うことの手助けとなることを目指して、聖書に基づいてまとめられています。現代においてキリスト教の福音を知りたいと願う人の入門書です。

スピリチュアルケアを学ぶ4

スピリチュアルケアの実現に向けて　窪寺俊之 編著

――「第18回日本臨床死生学会大会」の取り組み

ISBN978-4-907113-05-6（2013）　2,300円（本体）

〈スピリチュアルケアを学ぶ〉シリーズ

スピリチュアルケアを学ぶ 1

癒やしを求める魂の渇き 窪寺俊之 編著

——スピリチュアリティとは何か

ISBN978-4-915832-90-1（2011） 1,800円（本体）

スピリチュアリティと心の援助 窪寺 俊之
病む人の魂に届く医療を求めて 柏木 哲夫
スピリチュアリティの現在とその意味 島薗 進
悲嘆とスピリチュアルケア 平山 正実
スピリチュアルなものへの魂の叫び 窪寺 俊之

スピリチュアルケアを学ぶ 2

スピリチュアルペインに向き合う 窪寺俊之 編著

——こころの安寧を求めて

ISBN978-4-915832-94-9（2011） 2,200円（本体）

第Ⅰ部

医療が癒やせない病
——生老病死の日本的なスピリチュアルケア カール・ベッカー
一臨床医のナラティブ
——自らのスピリチュアルペインと向き合って 西野 洋
生きる意味を求めて
——ホスピスの経験から考える 窪寺 俊之

第Ⅱ部

「スピリチュアル／宗教的ケア」の役割と課題
——高見順と原崎百子の闘病日記の比較研究 窪寺 俊之

スピリチュアルケアを学ぶ 3

スピリチュアルコミュニケーション 窪寺俊之 編著

——生きる希望と尊厳を支える

ISBN978-4-907113-02-5（2013） 2,200円（本体）

第Ⅰ部

スピリチュアルコミュニケーション
——生きる支え 林 章敏
希望・尊厳・スピリチュアル
——緩和ケアからのアプローチ 清水 哲郎
無心とスピリチュアリティ
——日本的なスピリチュアルケアのために 西平 直

第Ⅱ部

スピリチュアルケアと自殺念慮者へのケア 窪寺 俊之
医療および看護学のスピリチュアルアセスメントの特徴と問題点
——牧会ケアとの比較を通して 中井 珠恵
